医用声学工程

医用音響工学

〔日〕伊東正安　望月剛　著

于学华　陈西府　译

科学出版社

北　京

图字：01-2020-6182 号

内 容 简 介

本书全面论述了医用声学工程的基础理论和临床实践应用，分为声学理论知识、超声波技术应用和超声诊断技术三大部分。书中首先介绍了声学工程的发展历史，然后系统阐述了各种声学理论知识，最后对声波和声能的实践应用进行了详尽论述。

本书日文版是日本医用声学工程领域的一部经典著作，对我国医用声学工程领域发展有重要的参考价值。

本书内容翔实，信息量大，融合了大量医学临床实践研究成果，可作为高等院校工学、医学等相关专业本科生和研究生教学以及临床医护人员培训的教材。

图书在版编目（CIP）数据

医用声学工程/(日)伊东正安，(日)望月刚著；于学华，陈西府译.
—北京：科学出版社，2021.11
ISBN 978-7-03-070572-3

Ⅰ.①医… Ⅱ.①伊… ②望… ③于… ④陈… Ⅲ.①工程声学—应用—医学 Ⅳ.①R312

中国版本图书馆CIP数据核字（2021）第223159号

责任编辑：裴　育　纪四稳/责任校对：任苗苗
责任印制：吴兆东/封面设计：蓝　正

科学出版社 出版
北京东黄城根北街 16 号
邮政编码：100717
http://www.sciencep.com

北京虎彩文化传播有限公司 印刷
科学出版社发行　各地新华书店经销
＊
2021 年 11 月第 一 版　开本：720×1000　1/16
2022 年 5 月第二次印刷　印张：16 1/2
字数：333 000

定价：128.00 元

（如有印装质量问题，我社负责调换）

译 者 简 介

于学华，1964 年 7 月生，工学博士，盐城工学院汽车工程学院三级教授，硕士生导师；同济大学工学博士后，日本东京工业大学客座研究员；日本自动车技术会高级会员，日本学术振兴会海外研究员，中国声学学会理事。

主要研究方向：折纸工程学先进技术、车辆系统动力学与控制技术、汽车噪声与振动分析及控制技术。主持国家及省部级科研项目 20 余项；荣获省部级科技奖励 8 项，其中"电动汽车白车身轻量化技术及应用"荣获 2013 年中国机械工业科学技术奖二等奖，"高端智能并联汽车喷涂机器人"荣获 2013 年江苏省科技进步奖三等奖，"汽车顶盖模具自动切换机构与模面加工技术及应用"荣获 2014 年中国机械工业科学技术奖二等奖，"汽车悬架隔振性能关键技术及工程实践"荣获 2015 年中国机械工业科学技术奖二等奖；在国内外学术会议与核心期刊发表论文 40 余篇；授权发明专利 20 余项；出版专著和译著各一部。2016 年荣获江苏省"有突出贡献的中青年专家"称号。

译 者 前 言

随着人类社会步入信息化、智能化时代，人们对先进医疗技术提出了更高的要求，同时医疗诊断技术也朝着更先进、更智能的方向发展。本书日文版就是其中颇具代表性的医用研究成果著作之一。

该书是日本东京农工大学伊東正安名誉教授和东京农工大学大学院望月刚特聘教授共同撰写的一部学术著作。

译者研读了该书，并萌发了翻译的想法，希望能够为我国声学工程和医学诊断相关专业的学生及教师提供一部有价值并且贴近声学工程和临床应用的教科书及参考书。

本书由盐城工学院汽车工程学院于学华教授和机械工程学院陈西府教授共同翻译，上海交通大学机械系统与振动国家重点实验室蒋伟康教授、饶柱石教授审核。在翻译过程中，还得到了许多专家和同行的鼓励与帮助。

诚挚感谢东京农工大学伊東正安名誉教授和东京农工大学大学院望月刚特聘教授，同济大学汽车学院余卓平教授和张立军教授，我的爱人暨南大学附属第一医院李瑞满教授，盐城工学院刘祖汉教授、方海林教授和王伟教授的大力支持。此外，盐城工学院汽车工程学院倪骁骅院长和张雷书记以及项伟能和蒋浩男同学在出版过程中也给予了热心帮助，在此一并表示感谢。

译者在翻译过程中，力求忠实于原著，原汁原味地向读者展示日本学者的独到见解。但由于译者水平有限，书中难免存在不妥之处，诚望广大读者斧正。

于学华

2021 年 3 月

前　言

从自然界的声音到人工合成声音，我们的周围存在着各种各样的声音。声音是万物的信息源，自然界中还存在预知灾害及生命危险的声音，以及治愈心灵的声音。

动物鸣叫等声音也是信息的传递手段。

随着社会文明的进步，声音被应用到歌曲、乐器、音乐领域，在剧场的设计中，也应用了声学技术。由此对声音的研究促进了物理声学发展，使得声音的产生、录制及再生等成为可能，伴随着电子技术的进步，人们正积极地致力于声音的研究开发及应用中。

现代社会中，声音的产生、听觉、建筑声学、机械振动等被划分成多个与声学相关的领域，测量及分析声音的技术越来越多，人们对噪声防治对策的需求越来越大。现代医用声学技术以声音处理为中心，高精度的声音识别技术以及生理和心理声学研究也在不断发展。另外，利用声波的传输和接收实现影像化的技术也在不断进步，已经成为机械、材料的检测及生物体诊断中不可或缺的手段。当前，声音被广泛应用于生产生活中的各个领域，媒体、音乐、医疗等广泛的专业领域中也活跃着很多声学研究人员。

撰写本书的目的在于为声学初学者提供入门指导。理工科、医学、医用生物学等专业的学生，可以按照顺序阅读本书，了解声学方面的基础知识。为此，我们在撰写时尽可能地使用图表，并在章后设置练习题，以方便读者理解公式推导的过程及意义。

全书共 8 章。第 1 章阐述声学的历史与发展历程，并对如何应用声学知识进行说明。第 2 章首先介绍声波与电波(电磁波)和光波的不同及相似特征，以及声波的基本要素；然后阐述声波的传递方法；最后对波动方程进行总结。本书的大部分内容都是围绕波动方程的结果展开的，希望今后有志于专攻声学工程的人士，能够充分理解声压和粒子速度的关系及其传递过程。第 3 章主要介绍声音的物理学特性及听觉特性，主要内容是声音的基本性质、声学理论中必要的物理量以及人们对声音的感官特性。第 4 章介绍弦与管的振动原理以及电气与机械转换产生的声音及其监测方法，目的在于利用电磁学的基础理论及思想，分析麦克风及扬声器的结构及工作原理。第 5 章对表达声音特性的物理量及其具体数值进行说明,并对声压增大时声压与密度变化不成比例的非线性特性进行说明。第 6 章描述超声波的方向性。作为波的性质,随着频率的提高,声波的传播将具有特定的方向性,可以用数学公式对该性质进行分析。第 7 章介绍超声波的技术应用,主要内容是超声波的波束方向性成像技术及多普勒效应在血流测量中的应用。第 8 章阐述声能及其测量方法,并介绍使用超声诊断设备等对人体进行检查的情况,由于需要特别注意检查的安全性问题,对安全性标准也进行了说明。

此外,附录给出了部分公式的简要推导及求解过程。希望读者能够立足于本书,并参照相应的专业书籍,进一步提升声学工程的理论及应用能力。

最后,对东京电机大学出版社的石泽岳彦科长、吉田拓步主任在出版过程中给予的大力帮助表示诚挚的感谢。

目　　录

第1章 声学工程的发展

本章介绍声学的研究、应用历史，以及声学工程的内容及体系。

1.1 声学的历史与发展

对于动物来说，声音是重要的交流手段，同时声音还包含与安全及生命相关的信息。不难想象，自然界中不经意间听到的声音及动物的叫声或许会让人感到危险。而人类也可以利用有价值的声音创造音乐，达到治愈的效果。公元前 500 年左右，毕达哥拉斯研究振动弦的调和音，发现了毕达哥拉斯音阶。希腊为了获得较好的音响效果，将剧场设计成了圆形。而公元前 100 年克特西比乌斯(希腊)证明了空气具有弹性，声音通过弹性体传播。

1088 年世界上最古老的大学——博洛尼亚大学创立，之后法国及英国相继成立了大学，1300 年左右科学与技术飞速发展，人们开始致力于对科学的研究。1602 年散克托留斯(意大利)出版了一部关于脉搏数与脉搏仪的书籍。梅森(法国)在 1636 年发表了关于弦振动频率的定律(梅森定律)，与伽利略(意大利)有关力学的科学书籍《两种新科学的对话》(1638 年)一起成为声学理论的基础。以万有引力而出名的牛顿(英国)对声速也进行了研究。此外，拉普拉斯(法国)根据声速理论计算及实验，计算出了高精度的数值。

经过文艺复兴时期进入 19 世纪后，对物体的振动及声(波)传播领域的研究进入繁盛时期。

1831 年法拉第(英国)发现了电磁感应现象，法拉第电磁感应定律为以后的电信发展做出了巨大贡献。使用线圈的麦克风和扬声器就是利用电磁感应原理。

多普勒(奥地利)在 1842 年发现，声源靠近或远离观测者时，观测者所听到声音的频率不断变化，由此发现了多普勒效应(多普勒频移)。目前该技术已成为流速测量，尤其是血液流速测量和诊断中不可或缺的技术。

1843 年欧姆(德国)提出复杂的声音(音色)是由各种各样的纯音合成的，人类的耳朵可以根据频率的不同区分不同的声音。这一有关听觉感知能力的理论，之后被亥姆霍兹详细验证。

亚历山大·贝尔(美国)在 1876 年发明了电话。爱迪生(美国)在 1878 年发明了留声器,在 1883 年发明了收音机用真空管。自此以后,声与电之间实现了便捷的转换,电气音响装置开始发展起来。在此之前人们听到的声音以音乐及建筑方面的声音为主,随着电气电子技术的进步,声音开始被积极地用于人类的生活中。1887 年赫兹(德国)实验证明了电磁波的存在。1895 年伦琴(德国)发现了 X 射线。

1918 年朗之万(法国)发明了能发出听不到的声音的超声振荡器。

20 世纪 30 年代,美国贝尔实验室的弗莱彻和曼森测量了不同频率所对应的声音大小以及能够听到相同大小的声音之间的关系等听觉特性,成为现在等响曲线的基础。

随着电子技术与测量技术的进步,声学得到进一步发展,主要研究和开发的领域包括:

(1)乐器和声音产生设备的研发;

(2)听觉与发声器官;

(3)语言、声纹;

(4)建筑中的声音(建筑声学);

(5)机械振动;

(6)测量和分析技术;

(7)生理和心理声学及其测量(包括声音的不利因素、无用的声音、噪声等)。

1.2 声学工程的应用领域

电气与声音实现便捷的转换以后,随着电子技术的进步,尤其是晶体管及集成电路(IC)的出现,声学工程的应用领域飞速扩大,不仅是对声音本身的利用,通过声波发明出的具有感知、机械诊断、生物诊断功能的传感器等的应用技术也在不断发展。同时,数字信号处理技术及软件技术的进步无疑进一步促进了声学的研究及应用的扩展。声音的利用形式如表 1.1 所示。

表 1.1 声音的利用形式

领域	具体事例
通信与播放	电话、广播、电视
记录	磁带录音机、MD(迷你光盘)、CD(光盘)、DVD(数字通用光盘)
放大 (声音的电气转换)	听诊器、麦克风、扩音器(扬声器)、助听器、指向性麦克风

续表

领域	具体事例
振动	防声、吸声、防振
测量	声级计、振动计、声图、示波器
产生	警报器、汽笛、电子乐器、语音合成 超声波振子、压电振子
反射与透射	声呐装置、鱼群探测仪、超声诊断装置、超声探伤装置、超声传感器、超声显微镜
振动与能量	乳化装置、超声清洗装置、超声加工装置、超声手术刀、超声粉碎装置、超声电机(压电电机)

声学工程的应用领域大致可分为三种：第一种是以语音和音乐为代表的可听声应用领域；第二种是通过声波的接收和发送检测物体传出信息的应用领域；第三种是利用声音的振动及能量的领域。

(1)可听声应用领域。其中，在通信与播放领域，声音的频率及精度非常重要，电视及调频(FM)广播中采用的是音质优良的变频方式。在声音的记录领域，根据精度及再现性需求，开发出了 MD、CD、DVD 等数字设备。对于语音等模拟信号，采用快速傅里叶变换进行数字信号的处理。音乐的数字演奏中采用的是乐器数字接口(musical instrument digital interface，MIDI)这一国际协议。其中包含声音的频率、强度、时间等信息，可以轻易地实现数字合成，也可以进行演奏及作曲等；此外，还开发出了高性能电子乐器。声音的检测及收集中不可避免地要使用到麦克风，经常使用的是小型且高性能的电容式麦克风。将麦克风呈阵列排列，通过电气控制具有时间差的声音信号，可以制作出指向性麦克风。相反，若通过扬声器的排列从时间上控制声音的产生，则可以制作出向特定方向发声的系统。声音的广泛利用改进了声音测量方法及功能，其中较为常见的有声级计、振动计、声图等。

(2)声波的应用领域，主要使用的是无法听到的超声波。向物体上照射超声波后，根据发射声波与从物体反射回的声波的时间差，可测量到物体的距离。这其实是利用了与蝙蝠及海豚使用超声波相同的原理。搭载在汽车后部的超声传感器也应用了这个原理。鱼群探测器是利用超声扫描对鱼群影像化的装置，能够确定鱼群的位置，判别鱼的种类。

超声波不仅能够在物体的表面发生反射，还能在内部进行反射，通过超声扫描生物体，可以获取组织信息。超声诊断设备被应用到身体各区域的组织诊断。当然，此时需要压缩超声波的光束，以提高方向性，所以采用了排列有微小探子的电子控制收发波装置。另外，通过超声波的高速扫描，可以诊断心脏等器官的状态。对超声波的反射波应用多普勒效应后，可以测量流体及血液流动速度。超声显微镜使用了波长极短的高频超声波，与光学显微镜相同，对组织进行微观成像。

(3)利用声音的振动及能量领域。在利用超声振动原理的精密仪器中，有一种是超声电机。这种电机利用了物体与存在超声波行波的表面接触就会移动的原理，该原理已用于照相机自动对焦功能。超声波的声压增大，压缩及拉伸的差值就会变大，局部甚至会达到真空级别的声压。这种利用声能的例子包括乳化装置、超声清洗装置、超声加工装置、超声手术刀、超声粉碎装置等。

另外，声音与听觉密切相关，会对生理及心理产生影响，因此在声音生理学领域也有深入的研究。

参 考 文 献

[1] 山崎俊雄, 木本忠昭: 電気の技術史, オーム社(1978)

[2] 山崎俊雄, 大沼正則, 菊池俊彦, 木本忠昭, 道家達魔将: 科学技術史概論, オーム社 (1979)

[3] 松岡正剛監修, 編集工学研究所構成: 情報の歴史, NTT 出版(1990)

第2章 波 与 声

声音也是一种波, 本章将声波与光波及电磁波等各种波的特征进行比较, 以正弦波为例, 对波的基本特征进行说明。在物理学方面分析声波的过程中, 可以使用波动方程, 本章的目的是掌握方程中的平面波与球形波的特征。此外, 在应用领域, 介绍微小声源、正弦波的传递等问题。

2.1 各种各样的波

自然界存在各种各样的波, 其中有自然现象产生的波以及人工产生的波。此外, 还有人的眼睛及耳朵无法感知到的波。说起"波"这个字, 首先浮现在脑海中的是涌向海岸的波浪, 以及向水池中投入石子后, 向四周扩散的水波波纹。考虑到海浪的大小, 或许可以列举出涟漪、大浪、海啸等词语, 即便人们没有看到海浪, 应该也能想象到潮声。

日常听到的声音是由空气振动产生的波, 如风声、叶子摩擦声、雷鸣及喷气式飞机的轰鸣声等。根据大小可以将声音分为微小的声音、大的声音、刺耳的声音等; 而根据频率还可以将声音分为低频声和高频声等; 此外, 还有清脆的声音和噪声等。对声音的感知除了与声音的强度及大小有关, 还与包含在声音中的其他频率成分有关。

除了声波, 还有电磁波及地震波, 光也具有波的性质。这些波根据外在表现, 分类的方法也不尽相同。例如, 波纹及弦的振动是肉眼可见的, 但电磁波、声波、地震波等波是无法直接看到的。可见光的波长处于红外光与紫外光之间, 其波长可以通过颜色的不同来区分。虽然声音是可以听到的波, 但是声波又分为可听声、次声波及超声波。在考虑传输介质时, 能够在真空中传播的是光波及电磁波, 而声音是在空气及固体等弹性介质中的振动, 因此不能在真空中传播。

在表达波的周期性及反复性时, 使用的是频率及波长等概念。可听声一般分布在 20Hz~20kHz 的频率范围内, 超声波是指 20kHz 以上的高频声 (图 2.1)。

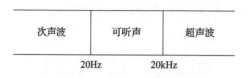

图 2.1 可听声的频率范围

电磁波根据频率及波长的不同可以进行如图 2.2 所示的分类。中波到超短波可以应用到收音机及电视中，极超短波可用于手机等设备，微波及毫米波被专用于通信领域。光的波长比电磁波更短(图 2.3)。利用该特性，可生产半导体的曝光装置等。X 射线及 γ 射线可用于医疗领域。

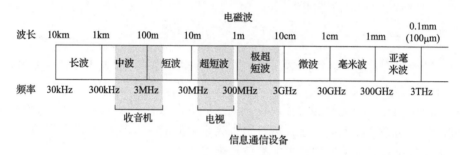

图 2.2 电磁波的频率及波长

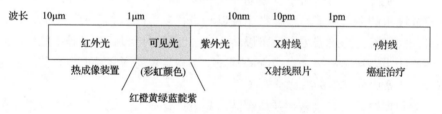

图 2.3 光、X 射线、γ 射线的波长

波基本上可以划分为横波及纵波。波的行进方向与振动方向呈直角(垂直)的波称为横波，波的行进方向与振动方向同向(平行)的波称为纵波。例如，用手上下摆动绳子，绳子的上下运动形成振动，并向绳子的末端传递(图 2.4)。又如，观察波纹可以发现波在水面上下变动，向水平方向扩散(图 2.5)。这些波通过传递波的介质(绳子及水)上下运动，而并非沿着波的行进方向移动。不管是绳子还是波纹，相对于波的行进方向，运动都是垂直的，这种波是横波，弦乐器的弦的振动也是横波。电磁波通过电磁感应，在电场及磁场交替

产生，并进行传递。电场与磁场呈垂直的关系(图 2.6)，且电场与磁场在传播的过程中相对于行进方向垂直变化，因此电磁波也属于横波。声波也称为疏密波，如图 2.7 所示，被压缩后密度高的部分(声压高的部分)与被拉伸后密度低的部分(声压低的部分)在行进方向上交替出现。介质的伸缩与行进方向平行，所以形成的声波是纵波。

说到波的传播速度，电磁波与光的传播速度较快，为 $c=3\times10^{8}$m/s。声速根据传输介质的不同而不同，空气中的声速在常温(15℃)时约为 340m/s，在水中约为 1500m/s。温度下降后，声速也会降低(0℃空气中的声速为 331m/s)。波用振幅、频率、周期、波长、传播速度等具有物理意义的数值表示，有关这些术语的含义，将在 2.2.1 节及 2.2.4 节中详细说明。

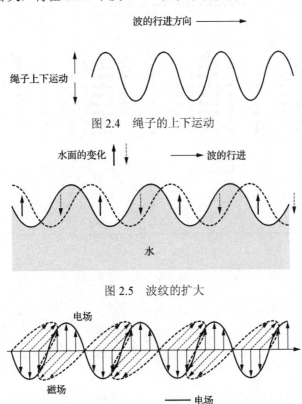

图 2.4　绳子的上下运动

图 2.5　波纹的扩大

图 2.6　电磁波的电场与磁场

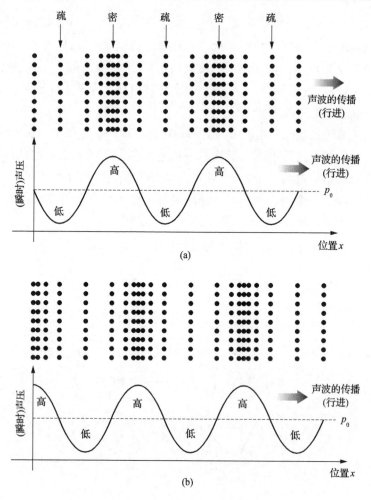

图 2.7　声波的传递与声压的变化

2.2　波　与　波　形

2.2.1　正弦波

　　正弦及余弦函数以角度作为变量，用 $y=A\sin\theta$（或 $\cos\theta$）这样的三角函数表示。这是实函数，采用复数后正弦与余弦可以进行一元化处理。尤其是角度随时间变化的正弦波，可以方便地用欧拉公式的复数形式表示，在电路及信号处理中应用广泛。

1. 极坐标表示

欧拉公式如式(2.1)所示，用实数及虚数的极坐标表示：

$$e^{i\theta} = \cos\theta + i\sin\theta \quad (\text{i 是虚数符号}) \tag{2.1}$$

由于在工程学中，尤其是电气和电子领域，符号 i 用来表示电流，为了避免混淆，用 j 代替 i 使用的情况也比较多。本书也用 j 表示虚数符号，那么有

$$e^{j\theta} = \cos\theta + j\sin\theta \tag{2.2}$$

其中，θ 是角度(弧度)。用极坐标表示式(2.2)后，就得到了图 2.8(a)。

$$\left| e^{j\theta} \right| = \left| \cos\theta + j\sin\theta \right| = \sqrt{\cos^2\theta + \sin^2\theta} = 1 \tag{2.3}$$

$\cos\theta$、$\sin\theta$ 是幅值为 1 的向量分别投影在实轴、虚轴上的值。

接下来假设 $\theta = \omega t$，角度 θ 与时间呈比例增加，则有指数函数

$$e^{j\omega t} = \cos(\omega t) + j\sin(\omega t) \tag{2.4}$$

$\cos(\omega t)$ 就是 $e^{j\omega t}$ 的实部(real part)，$\sin(\omega t)$ 就是 $e^{j\omega t}$ 的虚部(imaginary part)(图 2.8(b))。

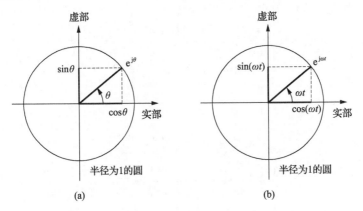

图 2.8　极坐标与正弦波

ωt 表示角度(弧度)，ω 的单位是 rad/s。ω 称为角频率或角速度，ω 越大角速度越快。ωt 在正弦波中用相位表示，初始相位用 ϕ 表示，正弦波可以用极坐标表示为

$$Ae^{j(\omega t+\phi)}=A\cos(\omega t+\phi)+jA\sin(\omega t+\phi) \tag{2.5}$$

$$A\cos\left(\omega t+\phi+\frac{\pi}{2}\right)=-A\sin(\omega t+\phi)\,,\quad A\sin\left(\omega t+\phi+\frac{\pi}{2}\right)=A\cos(\omega t+\phi)$$

而余弦的波形与正弦的波形只是有相位差，本质上是相同的。并且 $A\cos(\omega t+\phi)$ 与 $A\sin(\omega t+\phi)$ 分别是 $Ae^{j(\omega t+\phi)}$ 的实部与虚部，可以认为处理时间的实函数正弦波与指数函数是相同的。也就是说，实际上只要统一计算指数函数的实部或虚部，都会得到相同的结果。极坐标的表示既可参照投影到实轴上的余弦值，也可参照投影到虚轴上的正弦值。

　　例如，假设时间函数为 $A\cos(\omega t+\phi)$。$A\cos(\omega t+\phi)$ 的时间微分可以表示为

$$\frac{\mathrm{d}}{\mathrm{d}t}A\cos(\omega t+\phi)=-A\omega\sin(\omega t+\phi) \tag{2.6}$$

同样对 $Ae^{j(\omega t+\phi)}$ 进行微分后，可以得到

$$\begin{aligned}\frac{\mathrm{d}}{\mathrm{d}t}Ae^{j(\omega t+\phi)}&=jA\omega e^{j(\omega t+\phi)}=jA\omega[\cos(\omega t+\phi)+j\sin(\omega t+\phi)]\\&=-A\omega\sin(\omega t+\phi)+jA\omega\cos(\omega t+\phi)\end{aligned} \tag{2.7}$$

取实部，可得 $-A\omega\sin(\omega t+\phi)$。因此有

$$A\cos(\omega t+\phi)=\mathrm{Re}[Ae^{j(\omega t+\phi)}] \tag{2.8}$$

$$\frac{\mathrm{d}}{\mathrm{d}t}A\cos(\omega t+\phi)=\mathrm{Re}\left[\frac{\mathrm{d}}{\mathrm{d}t}Ae^{j(\omega t+\phi)}\right] \tag{2.9}$$

同样有

$$A\sin(\omega t+\phi)=\mathrm{Im}[Ae^{j(\omega t+\phi)}] \tag{2.10}$$

$$\frac{\mathrm{d}}{\mathrm{d}t}A\sin(\omega t+\phi)=\mathrm{Im}\left[\frac{\mathrm{d}}{\mathrm{d}t}Ae^{j(\omega t+\phi)}\right] \tag{2.11}$$

当然，根据

$$A\sin(\omega t+\phi)=-A\cos\left(\omega t+\phi+\frac{\pi}{2}\right)=\mathrm{Re}\left[-Ae^{j\left(\omega t+\phi+\frac{\pi}{2}\right)}\right] \tag{2.12}$$

因此，$A\cos(\omega t+\phi)$ 及 $A\sin(\omega t+\phi)$ 都可以只利用极坐标的实部进行计算。而仅利用虚部，也能得到同样的结果。

2. 正弦波的波形

1）正弦波的角度（单位为 rad）

假设正弦波的角度为 θ，一般正弦波可以用三角函数 $A\sin\theta$ 及 $A\cos\theta$ 来表示，如图 2.9 所示。

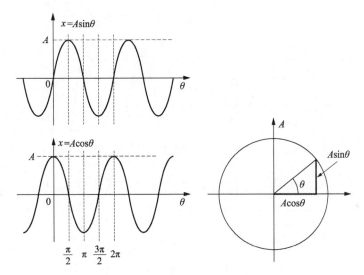

图 2.9 正弦波的角度

2）频率（角频率）

角度 θ 随着时间的变化而变化，角度是时间的函数，即 $\theta(t)$。尤其是如图 2.10 所示，当角度 $\theta(t)$ 随时间成比例增加时，假设其比例常数为 ω_0，那么角度可以表示为

$$\theta(t) = \omega_0 t \quad (\text{rad}) \tag{2.13}$$

ω_0 是单位时间内增加的角度（rad），因此单位为 rad/s。

在正弦波的情况下，角速度 ω_0 为 2π rad/s 时，也就是 1s 仅旋转 2π rad 时，将返回原来的值（图 2.10 和图 2.11）。因此通常角速度都用 1s 内旋转 2π rad 的倍数的常数 f 来表示，即 $\omega=2\pi f$。该常数 f 称为频率，表示 1s 内同样的波形出现的次数。频率的单位是赫兹（Hz）。当角速度为 ω_0 时，假设其频率为 f_0，那么可以得到 $\omega_0=2\pi f_0$，正弦波用式（2.14）表示：

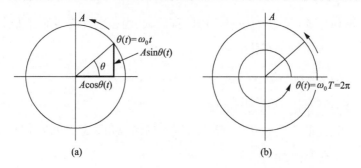

图 2.10   正弦波中角度的时间变化和频率

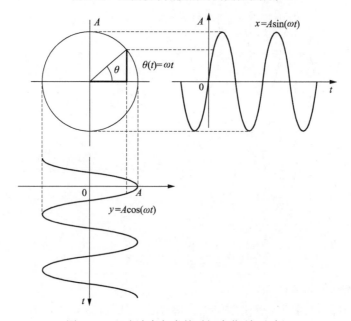

图 2.11   正弦波中角度的时间变化（角速度）

$$x(t) = A\sin(\omega_0 t) = A\sin(2\pi f_0 t) \tag{2.14}$$

观察时间 $t_1 = \pi/(2\omega_0)$、$t_2 = \pi/\omega_0$、$t_3 = 3\pi/(2\omega_0)$、$t_4 = 2\pi/\omega_0$ 的角度，在 t_4 时，角度正好变成 2π，将这个返回原值时的时间用周期 T（单位是 s）表示，即以下关系成立：

$$\omega_0 T = 2\pi f_0 T = 2\pi, \quad f_0 T = 1 \tag{2.15}$$

并且当用周期 T 表示上述时间时，有

$$t_1 = \frac{T}{4}, \quad t_2 = \frac{T}{2}, \quad t_3 = \frac{3T}{4}, \quad t_4 = T$$

从上述内容可以看出，频率与周期之间存在如下关系：

$$f_0 = \frac{1}{T}, \quad T = \frac{1}{f_0} \qquad (2.16)$$

因此，正弦波即式 (2.14) 也可以表示为

$$x(t) = A\sin(\omega_0 t) = A\sin(2\pi t/T)$$

将横轴取为时间，正弦与余弦的时间波形如图 2.12 所示。

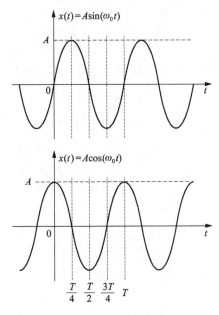

图 2.12　正弦与余弦

3) 相位

一般正弦波在时刻 $t=0$ 时，其值并不一定都是 0。因此，通常正弦波用 $x(t)=A\sin(\omega t+\theta)$ 表示，当 $t=0$ 时，正弦波所具有的角度 θ 称为 (初始) 相位。

图 2.13 是频率 $f=100\text{Hz}$、周期 $T=10\text{ms}$、相位 $\theta=\pi/3$ 时的正弦波。根据

$$\sin\left(2\pi ft+\frac{\pi}{3}\right)=\sin\left[2\pi f\left(t+\frac{\pi}{3\times 2\pi f}\right)\right]=\sin\left[2\pi f\left(t+\frac{T}{6}\right)\right]$$

正弦波 $\sin(\omega t+\pi/3)$ 是将 $\sin(\omega t)$ 向时间轴负方向移动了 $T/6$ (该例中约为 16.7ms) 时的波形。这时，$\theta=\pi/3$ 与时间在 $T/6$ 时的相位相同。$\theta=\pi/2$ 时相当于 $T/4$ 时的相位，$A\sin(\omega t+\pi/2)=A\cos(\omega t)$。同样，根据 $A\cos(\omega t-\pi/2)=A\sin(\omega t)$，

$A\sin(\omega t)$ 与 $A\cos(\omega t)$ 也仅仅是存在相位上的差异，在本质上都是(初始)相位相同的正弦波(图 2.14)。并且，$A\sin(\omega t+\alpha)$、$A\cos(\omega t+\beta)$ 也只是增加了(初始)

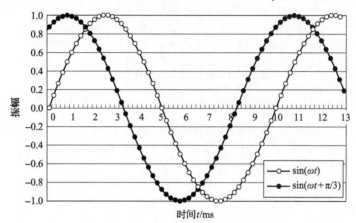

图 2.13　正弦波的(初始)相位

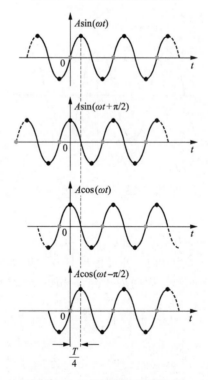

图 2.14　正弦波中的不同相位

相位，是具有同样频率的正弦波，从这点来看本质上与 $A\sin(\omega t)$ 并无差别，如图 2.15 所示。

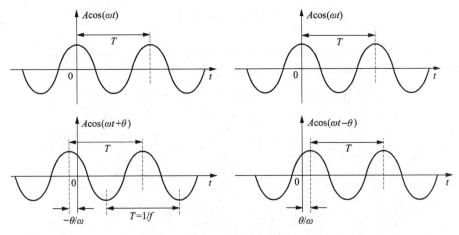

图 2.15 正弦波中的相位偏移 $(\theta > 0)$

如上所述，通常正弦波用 $A\sin(\omega t)$、$A\sin(\omega t + \phi)$、$A\cos(\omega t + \phi)$ 等表示。ωt 随着时间成比例变化，可以将包含初始相位在内的角度表达式 $\omega t + \phi$ 称为相位。

正弦波 $A\sin(\omega t + \phi)$ 的相位用 $\omega t + \phi$ 表示，当相位等于 $\omega(t+T) + \phi$ 时，虽然偏离了 1 个周期，但是两者却显示出同样的波形。相位差为 2π，根据 $[\omega(t+T) + \phi] - (\omega t + \phi) = 2\pi$，可知 $\omega T = 2\pi$ 的关系成立。在正弦波中，以下关系式非常重要。

角频率与周期的关系：

$$\omega T = 2\pi$$

频率与周期的关系：

$$T = \frac{1}{f}$$

2.2.2 正弦波的加法运算

2.2.1 节中，正弦波在三角函数中的变量用角度来表示，该角度用时间函数 $\theta(t) = \omega t + \alpha$ 来表示是比较方便的。为了观察频率对波形变化的影响，尝试与具有 2 倍、3 倍基频（角频率 ω_0）的正弦波进行比较：

$$y_1 = A_1 \sin(\omega_0 t + \theta_1)$$
$$y_2 = A_2 \sin(2\omega_0 t + \theta_2) \qquad (2.17)$$
$$y_3 = A_3 \sin(3\omega_0 t + \theta_3)$$

假设振幅全部都是 1，相位为 0，3 个正弦波的具体例子如图 2.16 所示。周期分别为 T、$T/2$、$T/3$，可以看出频率越高周期越小，波形的变化越快。

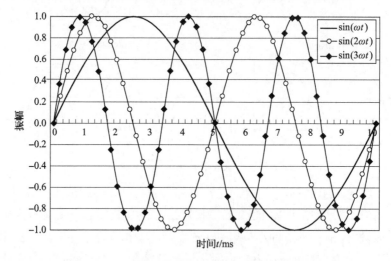

图 2.16　正弦波及拥有其 2 倍、3 倍基频的正弦波

频率 f_0=100Hz，周期 T=10ms

下面考虑具有同样频率的正弦波的加法运算问题。首先将同一振幅的 2 个正弦波相加，例如：

$$x(t) = \sin(\omega_0 t) + \sin\left(\omega_0 t + \frac{\pi}{3}\right) \qquad (2.18)$$

可以像 $x(t)=A\cos(\omega_0 t-\theta)$ 或 $x(t)=A\sin(\omega_0 t+\phi)$ 那样，用下述一个公式表示。求出振幅与相位后，分别有

$$x(t) = \sqrt{3}\cos(\omega_0 t - \theta), \quad \theta = \arctan\sqrt{3} \qquad (2.19)$$

$$x(t) = \sqrt{3}\sin(\omega_0 t + \phi), \quad \phi = \arctan\frac{1}{\sqrt{3}} \qquad (2.20)$$

进行加法运算后，振幅与相位虽然发生变化，但是频率并不发生变化（图 2.17）。

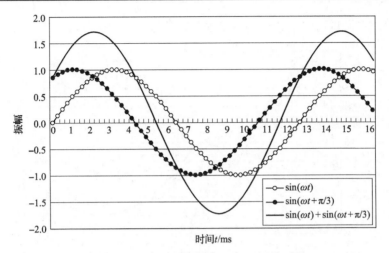

图 2.17　拥有相同频率的正弦波的加法运算

并且，即便振幅与相位不同，只要频率相同，加法运算就会得到相同频率的正弦波。例如

$$x(t) = A\sin\left(\omega_0 t + \alpha\right) + B\sin\left(\omega_0 t + \beta\right) \tag{2.21}$$

有

$$x(t) = \sqrt{A^2 + B^2 + 2AB\cos(\beta - \alpha)}\,\sin\left(\omega_0 t + \varphi\right)$$
$$\varphi = \arctan\left(\frac{A\sin\alpha + B\sin\beta}{A\cos\alpha + B\cos\beta}\right) \tag{2.22}$$

说明加法运算并不改变频率(问题 2.1)。接下来，如果频率相同，但存在相位差 π，则可以得到

$$\sin\left(\omega_0 t\right) + \sin\left(\omega_0 t + \pi\right) = 0, \quad \cos\left(\omega_0 t\right) + \cos\left(\omega_0 t - \pi\right) = 0$$

除了这种特殊的情况，一般具有相同频率的两个正弦波不管是加法运算还是减法运算，虽然振幅会发生变化，但仍会得到相同频率的正弦波。

下面进行不同频率正弦波的加法运算：

$$y_4 = \sin\left(\omega_0 t\right) + \sin\left(2\omega_0 t\right)$$
$$y_5 = \sin\left(\omega_0 t\right) + \sin\left(2\omega_0 t\right) + \sin\left(3\omega_0 t\right)$$
$$0 \leqslant t \leqslant T(10\text{ms})$$

当 f_0=100Hz、T=10ms 时，波形如图 2.18 所示。不同频率正弦波加法运算得到的波形与拥有相同频率时的波形不同，不是简单的波形。而且，不同的频率越多，将这些正弦波进行加法运算后，波形越复杂。

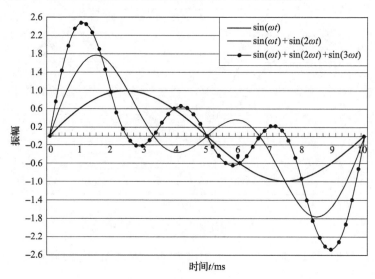

图 2.18　拥有不同频率的正弦波的加法运算

接下来，对频率不同但非常接近的正弦波进行加法运算，结果如图 2.19 所示。在可听频率的情况下，就形成了噪声。例如，两个正弦波：

$$y_1 = \sin(2\pi \cdot 100t)$$

$$y_2 = \sin\left(2\pi \cdot 105t + \frac{\pi}{3}\right)$$

频率分别是 100Hz、105Hz。由于相互间的频率比较接近，如图 2.19(a)所示，波形重叠的部分进行加法运算，振幅变大，而另一方面，相位为 180°、极性相反的部分，振幅变小。结果就形成如图 2.19(b)所示的噪声。

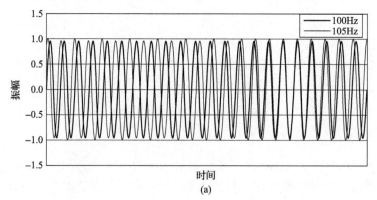

(a)

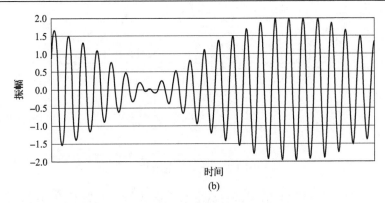

图 2.19　拥有非常接近频率的两个正弦波的加法运算

2.2.3　波形的频率成分

对频率不同的正弦波进行加法运算，其波形的变化较为复杂。傅里叶级数与傅里叶积分显示"一般的周期波形与孤立波形由具有各种各样频率的正弦波构成，各频率成分的振幅可以通过计算求出"。这种波形以频率或角频率为变量，用表示各频率分量的振幅频谱来表达其特征。例如

$$y = A\sin\left(\omega_0 t + \theta\right)$$

假设横轴为（角）频率，则 $\omega = \omega_0$ 时形成了拥有振幅 A 的线谱。如果用复数表示正弦波，有

$$y = A\sin\left(\omega_0 t + \theta\right) = \frac{A}{2\mathrm{j}}\left(\mathrm{e}^{\mathrm{j}\omega_0 t} - \mathrm{e}^{-\mathrm{j}\omega_0 t}\right) \tag{2.23}$$

该正弦波的 ω_0 与 $-\omega_0$ 分别拥有振幅 $A/2$ 的线谱。周期波形通过傅里叶级数展开后，由于其波形含基波及谐波频率的成分，对于离散频率，会形成拥有一定振幅的线谱。具体的例子如图 2.20 所示，取数个周期的正弦波，考虑

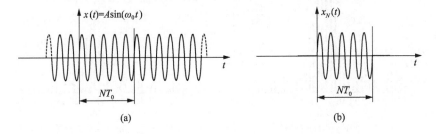

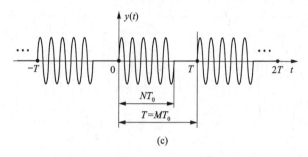

图 2.20 正弦波的取样

提取的波形呈周期显示的情况。将截取长度分为较短及较长的情况，尝试计算并比较波形的频谱分布。

从正弦波 $x(t)=A\sin(\omega_0 t)$ 取 N 个周期的波形，如图 2.20(b) 所示，图 2.20(c) 是 $x_N(t)$ 每隔时间 $T=MT_0(N<M)$ 周期性出现而形成的波形，即 $y(t)$。在傅里叶级数中展开 $y(t)$，求出相应的系数，得到

$$a_n = \frac{A}{\pi}\frac{1-\cos\left(2\pi n\dfrac{N}{M}\right)}{M\left[1-\left(\dfrac{n}{M}\right)^2\right]}, \quad b_n = \frac{A}{\pi}\frac{-\sin\left(2\pi n\dfrac{N}{M}\right)}{M\left[1-\left(\dfrac{n}{M}\right)^2\right]} \tag{2.24}$$

图 2.21 显示的是 $M=20$、截取长度 N 发生变化时对应的 $y(t)$ 的频谱。当 $n=20$ 时，得到的正弦波频率相当于最初的正弦波频率，即

$$a_{n=M}=0, \quad b_{n=M}=A\left(\frac{N}{M}\right) \tag{2.25}$$

当 N 的长度较短时，波形脉冲存在很多频率成分；相反，截取的长度越长，N 越接近于 $M=20$，就会越接近于原来的波形，$n=20$ 的频率成分即 ω_0 的频率成分增大，就会占据频谱。

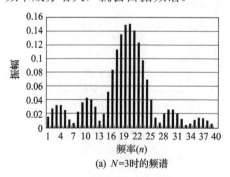

(a) $N=3$时的频谱

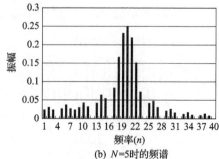

(b) $N=5$时的频谱

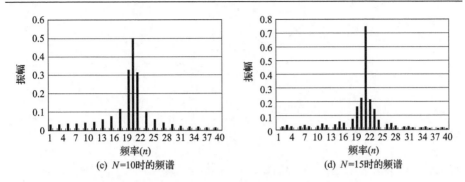

(c) $N=10$时的频谱　　　　　　　　　(d) $N=15$时的频谱

图 2.21　以截取的正弦波部分为周期函数时的频率成分

　　与此相对，通过傅里叶变换求出非周期性的频率成分，频谱相对于频率是连续的。

　　如图 2.22 所示,尝试计算截取 3 个周期正弦波的孤立波形的傅里叶积分。该波形是仅存在于 0 到 $3T_0$ 时间段内的孤立波形，并由式 (2.26) 给出：

$$x_3(t) = \begin{cases} A\sin(\omega_0 t), & 0 \leqslant t \leqslant 3T_0 \\ 0, & t < 0, t > 3T_0 \end{cases} \tag{2.26}$$

对 $x_3(t)$ 进行傅里叶积分，得到

$$X_3(\omega) = -\frac{A}{2}\frac{2\omega_0}{\omega^2 - \omega_0^2}\left(1 - e^{-j3T_0\omega}\right) \tag{2.27}$$

其绝对值为

$$|X_3(\omega)| = \frac{AT_0}{\sqrt{2}\pi\left|\left(\dfrac{\omega}{\omega_0}\right)^2 - 1\right|}\sqrt{1 - \cos\left(6\pi\frac{\omega}{\omega_0}\right)} \tag{2.28}$$

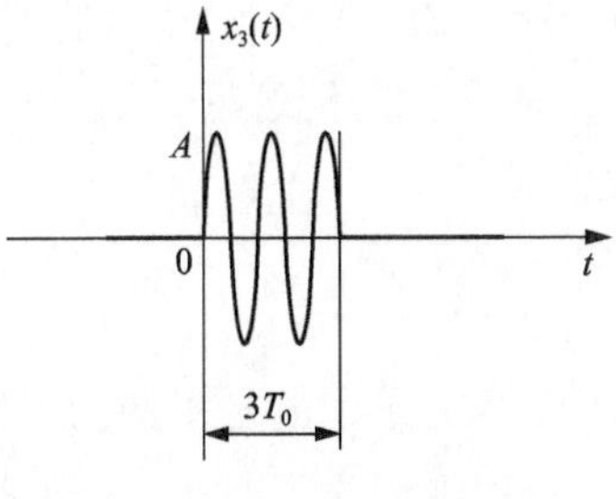

图 2.22　从正弦波取得部分的孤立波形

图 2.23 是以 ω/ω_0 作为变量

$$\frac{|X(\omega)|}{AT_0} = \frac{\sqrt{1-\cos\left(6\pi\dfrac{\omega}{\omega_0}\right)}}{\sqrt{2}\pi\left|\left(\dfrac{\omega}{\omega_0}\right)^2-1\right|} \tag{2.29}$$

的频谱，频率成分取连续值。由图 2.23 可见，$\omega/\omega_0=1$ 时的频率成分即原来正弦波的频率成分（ω_0）最多，其次是接近 ω_0 的频率成分。

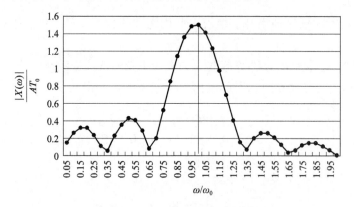

图 2.23　孤立波形（图 2.22）的频谱

从以上例子可以看出，对信号进行频谱分析，可以提取信号特征；相反，将频率不同的几个正弦波相加，可以近似地合成波形（参照问题 2.3）。这个思想被应用到人工合成声音及电子乐器的电子音乐等。针对光波，采用关于波长的光谱分析是非常常见的方法。

2.2.4　波的基本知识

在对波进行说明或讨论时，有一些经常使用的基本术语（图 2.24）。在此选择横波中的水波及纵波中的声波为例进行说明，对正弦波的振幅、频率、周期、波长等基本术语进行说明。

1. 振幅

在表达振动幅度的值中，水波采用的是水面的平均波浪高度或波谷深度，声波采用的是大气压（静止压）与最大压力的差值，或大气压（静止压）与最小压

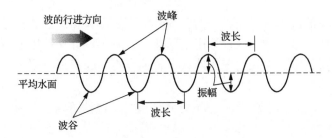

图 2.24　波的基本术语

力的差值。波在时间上呈现正弦变化时，通常以

$$x(t) = A\sin(\omega_0 t), \quad x(t) = A\cos(\omega_0 t), \quad x(t) = A\sin(\omega_0 t + \theta) \quad (2.30)$$

作为表达式。而声波的传递中，以时间及空间作为变量，表达式为

$$x(t) = A\sin(\omega_0 t - kx), \quad x(t) = A\cos(\omega_0 t + kx + \theta) \quad (2.31)$$

（公式的具体含义参见 2.3.5 节的内容）。在上述公式中，$x(t)$ 的值在 $-A\sim A$ 范围内变化，最大值 A 是振幅。

2. 频率及周期

频率是指波的各个点在 1s 内振动的次数，如波峰及波谷在 1s 内出现的次数。波在 1s 内振动的次数（值）用 f_0 表示，$x(t) = A\sin(\omega_0 t)$ 的正弦波中，有

$$\omega_0 = 2\pi f_0 \quad (2.32)$$

周期是指各点恢复到同样的值所需要的时间，用 T 表示周期，正弦波就变成

$$x(t) = A\sin(\omega_0 t) = A\sin[\omega_0(t + T)] \quad (2.33)$$

式 (2.30) 和式 (2.31) 也是同样，在经过时间 T 后的值相同。也就是说 $x(t) = x(t+T)$。

频率与周期的关系是

$$f_0 = \frac{1}{T} \quad (2.34)$$

3. 波长

波长是指在波的振动中具有相同值的点（如波峰与波峰或波谷与波谷）的长度。波长具有长度的单位，首先简单说明一下波的传播。向水池中投入石

子时漫延开来的波纹，以及绳子的各部分上下运动并传递的波都是横波。弦通过振动产生声音，这一原理被用于乐器中。另外，介质的压缩与拉伸不断延续传递。虽然不能用眼睛直接确认声音的存在，但是可以将声与波的传播方式共同讨论。

假设正弦波未发生衰减，向+x 方向传播时，该波可以表示为

$$y = A\sin\left[\omega_0\left(t - \frac{x}{c}\right)\right] = A\sin\left(\omega_0 t - \frac{\omega_0 x}{c}\right) = A\sin\left(\omega_0 t - \frac{2\pi}{\lambda}x\right)$$
$$= A\sin\left[2\pi\left(\frac{t}{T} - \frac{x}{\lambda}\right)\right] \tag{2.35}$$

将括号中的时间与距离的变量调换位置后，可以得到

$$y = A\sin\left[\omega_0\left(\frac{x}{c} - t\right)\right] = A\sin\left(\frac{\omega_0 x}{c} - \omega_0 t\right) = A\sin\left[2\pi\left(\frac{x}{\lambda} - \frac{t}{T}\right)\right] \tag{2.36}$$

该波表示向+x 方向传播。该公式中振幅为 A，在水波的情况下，表示波的振幅；在声波的情况下，表示声压的振幅。

话筒发出 $p(t) = A\sin(\omega_0 t)$ 的声波，如图 2.25 所示，该声波向+x 方向传播。方便起见，假设在与声波行进的 x 方向垂直的截面上，不论在任何位置，声压都具有相同的值（这样的波称为平面波）。

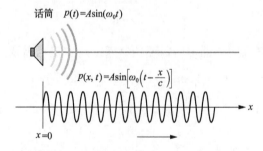

图 2.25　话筒发出 $p(t) = A\sin(\omega_0 t)$ 的声波

若向+x 方向传播的声波的声速用 c(m/s) 表示，则声波方程可以表示为

$$p(x,t) = A\sin\left[\omega_0\left(t - \frac{x}{c}\right)\right] = A\sin\left(\omega_0 t - \frac{\omega_0 x}{c}\right) = A\sin\left(\omega_0 t - kx\right) \tag{2.37}$$

A 是声压的振幅（公式的推导参见 2.3.5 节）。当话筒在位置 $x=0$ 时，有

$$p(x = 0,t) = p(t) = A\sin(\omega_0 t) \tag{2.38}$$

其中，

$$k = \frac{\omega_0}{c} = \frac{2\pi}{\lambda} \tag{2.39}$$

这个例子中，话筒发出的声波是正弦波 $A\sin(\omega_0 t)$，通常考虑相位因素，可以表示为

$$p(x = 0,t) = p(t) = A\sin(\omega_0 t + \theta) \tag{2.40}$$

这种情况下

$$p(x,t) = A\sin(\omega_0 t + \theta - kx) \tag{2.41}$$

$p(x,t)$ 是距离与时间的函数。通常，当正弦波的角度 $\omega_0 t - kx$ 一定时，距离与时间的关系可表示为

$$\omega_0 t - kx = \varphi, \quad \varphi \text{ 一定} \tag{2.42}$$

为了保持这种 k 与 t 的关系，有

$$\frac{\mathrm{d}x}{\mathrm{d}t} = \frac{\omega_0}{k} \tag{2.43}$$

成立。这个值就是声速。

图 2.26 表示 $t=0$ 时，有

$$p(x,t = 0) = A\sin\left(-\frac{\omega_0 x}{c}\right) = A\sin(-kx) \tag{2.44}$$

即距离 x 处的声压值。

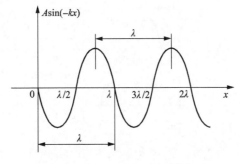

图 2.26　当 $t=0$ 时声波传播的波形

$\dfrac{\omega_0 x}{c} = kx = 2\pi$ 的距离 x 称为波长，用 λ(m) 表示。这与时间函数中的周期相对应。

$$\lambda = 2\pi \frac{c}{\omega_0} = 2\pi \frac{c}{2\pi f_0} = \frac{c}{f_0} \tag{2.45}$$

也就是 $c=f_0\lambda$。该关系式不仅仅对特定的频率(这个例子中的 f_0)，而是对任意的频率 f 都是成立的，波的速度=频率×波长，即

$$c = f\lambda \tag{2.46}$$

由于同一介质中的声速是一定的，频率越高则波长越短，频率越低则波长越长。并且，声波在通过声速不同的介质时，频率不会发生变化，因此在各介质中的波长都是不同的(如超声波通过脂肪及肌肉等不同声速的组织时)。

和时间上的周期一样，在空间上，相隔波长长度距离的声波(实际的声压及粒子速度)具有相同的数值。例如，在公式

$$A\sin(\omega t - kx) = A\sin\left[\omega\left(t - \frac{k}{\omega}x\right)\right] = A\sin\left[\omega\left(t - \frac{x}{c}\right)\right] \tag{2.47}$$

中，$t=0$ 时，在 $x=\lambda$ 处会得到 $k\lambda=2\pi$，因此在 $x=0$ 及 $x=\lambda$ 处 $A\sin(-kx)$ 的值如图 2.27 所示。同样，在任意的时间 $t=t'$ 内，比较任意的位置 $x=x'$ 与 $x=x'+\lambda$ 的值，会得到

$$\begin{aligned} A\sin\left[\omega t' - k(x' + \lambda)\right] &= A\sin(\omega t' - kx' - k\lambda) \\ &= A\sin(\omega t' - kx' - 2\pi) = A\sin(\omega t' - kx') \end{aligned} \tag{2.48}$$

因此，$x=x'$ 与 $x=x'+\lambda$ 的值相等。

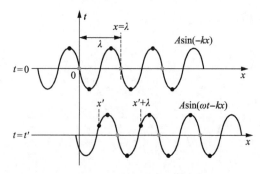

图 2.27 当 $t=0$ 及 $t=t'$ 时声波传播的波形

根据声波的传播公式，得到

$$k = \frac{\omega_0}{c} = \frac{2\pi}{\lambda} \tag{2.49}$$

的关系式成立。kx 的值表示的是 x 上声波的相位（单位是 rad），所以常数 k 被称为相位常数。当 $x=\lambda$ 时，有 $k\lambda=2\pi$，在距离 k 个波长长度的位置上，波的相位仅仅变化了 2π rad。用角度来表示，2π rad 即 360°，也就是转一周。当 $x=1\text{m}$ 时，x/λ 的值表示的是每 1m 中存在的 1 个波长长度的往复数。$k=2\pi/\lambda$ 是单位长度内波的往复数×2π rad。在波长越短时常数 k 的值越大，相反，在波长越长时 k 的值越小。也就是说，k 是单位长度内波的往复数下所转动的角度（弧度），也称为波数。

声波的时间及距离与各个要素之间的对应关系如表 2.1 所示。

表 2.1 声波的时间与距离相关的用语

时间(s)		距离(长度)(m)	
频率 f(Hz)	$f=1/T$		$1/\lambda$
角频率 ω(rad/s)	$\omega = \dfrac{2\pi}{T}$	相位常数(波数) k(rad/m)	$k = \dfrac{\omega}{c} = \dfrac{2\pi}{\lambda}$
周期 T(s)		波长 λ(m)	
$c=f\lambda$(m/s)			

2.2.5 正弦波的传播

为了方便读者理解波的传播，本节从基本的正弦波公式开始介绍。在 $+x$ 方向上传播的声波可以用式 (2.50) 来表示（参见式 (2.37)）：

$$p(x,t) = A\sin\left[\omega_0\left(t - \frac{x}{c}\right)\right] = A\sin\left(\omega_0 t - \frac{\omega_0 x}{c}\right) = A\sin\left(\omega_0 t - kx\right) \tag{2.50}$$

式 (2.50) 也可以表示成

$$p(x,t) = A\sin\left[-k\left(x - \frac{\omega_0}{k}t\right)\right] = A\sin\left[-k\left(x - \frac{\lambda}{T}t\right)\right] \tag{2.51}$$

式 (2.51) 表示的是 $A\sin(-kx)$ 向 $+x$ 方向移动 $\dfrac{\lambda}{T}t$ 的波形。

图 2.28 是某一点（距离 x）在经过一定时间后的声压。$t=T/4$、$t=T/2$、$t=3T/4$、$t=T$ 时的波形分别是 $t=0$ 时的波形 $A\sin(-kx)$ 向 $+x$ 方向移动 $\lambda/4$、$\lambda/2$、$3\lambda/4$、λ。

观察位置固定的点的声压随时间的变化，就会发现随着时间的推移，正弦波的波形沿着+x方向移动。例如，在 $x=2\lambda$ 时，$t=T/4$、$t=T/2$、$t=3T/4$、$t=T$ 时的声压值分别是 A、0、$-A$、0。同样，在任意的位置 $x=x_0$ 处观察声压随时间的变化，可以发现传递而来的声压值呈正弦（图2.28中圆点所示）依次出现。$x=x_0$ 处声压随时间的变化可以表示为

$$p(x=x_0,t) = A\sin\left[\omega_0\left(t-\frac{x_0}{c}\right)\right] = A\sin\left(\omega_0 t - \frac{\omega_0 x_0}{c}\right)$$
$$= A\sin(\omega_0 t - kx_0) \tag{2.52}$$

kx_0 一定，$p(x=x_0,t)=A\sin(\omega_0 t - kx_0)$ 在时间上是正弦波。

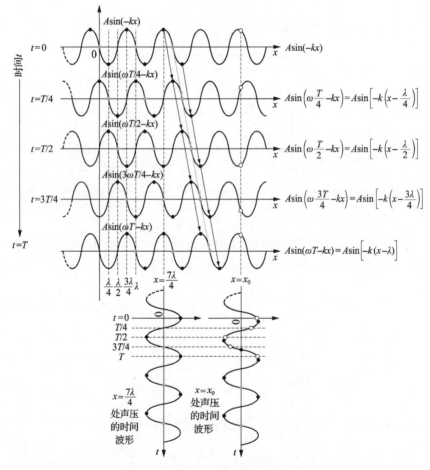

图2.28　随时间变化的声波传播的波形

这个例子中，$p(x{=}0,t{=}0){=}0$。实际上，原点 $x{=}0$ 的位置可以任意设定，且 $x{=}0$、$t{=}0$ 时声压并不一定仅限于 0，通常向 $+x$ 方向传播的声波表达式，若考虑相位因素，可以表示为 $p(x,t){=}A\sin(\omega t-kx+\theta)$。

2.2.6　向相反方向传播的声波

现实中声波还存在反射波，可以将其想象成向相反方向传播的声波。假设角速度(频率) $\omega{=}2\pi f(\text{rad/s})$，相位常数为 $k(\text{rad/m})$，那么向 $+x$ 方向传播的声波表达式可以表示为 $A\sin(\omega t-kx)$。该公式中用角度 $\omega t-kx$ 表示相位，计算 $\omega t-kx{=}\theta$ 达到一定值时的相位。此时

$$\frac{\mathrm{d}x}{\mathrm{d}t}=\frac{\omega}{k} \tag{2.53}$$

表示相同相位的点随时间移动的速度，即信号传播的速度。在声波的情况下，表示声速，相互间的关系为

$$c=\frac{\omega}{k} \tag{2.54}$$

将该关系式代入传播公式中，正弦波的传播公式可以表示成

$$A\sin(\omega t-kx)=A\sin\left[\omega\left(t-\frac{k}{\omega}x\right)\right]=A\sin\left[\omega\left(t-\frac{x}{c}\right)\right] \tag{2.55}$$

同样，在 $-x$ 方向上，表示的是向与 $+x$ 相反的方向上行进的波，可以用式(2.56)表示：

$$A\sin(\omega t+kx)=A\sin\left[\omega\left(t+\frac{k}{\omega}x\right)\right]=A\sin\left[\omega\left(t+\frac{x}{c}\right)\right] \tag{2.56}$$

通常以向左和向右，表示向 $-x$ 和 $+x$ 方向行进的波(声波)，考虑相位因素，可以表示为

$$A\sin(\omega t-kx+\theta)+B\sin(\omega t+kx+\phi)$$

两个波重叠，根据位置的不同，会时强时弱，波与波之间相互独立传播。波的大小与声压的强度可以根据该公式计算求出。

2.3　波动方程与声波的传递

2.3.1　连续方程与运动方程

向介质施加压力时，在介质中成立的运动方程是由密度的变化与外力引起的运动定律推导出来的。即便密度发生变化，物质也不会增加或减少，由此推导出的方程称为连续方程。而波动方程将两者有效地合成一个方程，根据偏微分方程求出声压与粒子的移动(振动)速度(称为粒子速度)，作为微分方程的解。

1. 连续方程

即便是介质中的物质时而被压缩，时而膨胀，物质也不会增多或减少。如图 2.29 所示，在 (x, y, z) 坐标处，有一个各边分别为 Δx、Δy、Δz 的微小立方体。在坐标点 (x, y, z) 处，介质的密度用 $\rho(\mathrm{kg/m^3})$ 表示，物质(粒子)的移动速度用 v 表示。v 是矢量，x、y、z 方向的速度分别为 v_x、v_y、v_z，单位是 m/s。

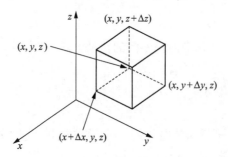

图 2.29　介质中的微小立方体

在计算微小立方体内单位时间流入的量时，先计算 x 方向上的流入量。求出的是位置 $x - \dfrac{\Delta x}{2}$ 的微小截面与位置 $x + \dfrac{\Delta x}{2}$ 的微小截面间的流入质量。

单位时间通过坐标 x 处的微小截面的质量为 $\rho v_x \Delta y \Delta z (\mathrm{kg/s})$。因此，单位时间通过 $x - \dfrac{\Delta x}{2}$ 的微小截面的质量可以参考图 2.30，得到

$$\rho v_x \Delta y \Delta z - \frac{\partial(\rho v_x)}{\partial x} \frac{\Delta x}{2} \Delta y \Delta z \ (\mathrm{kg/s}) \qquad (2.57)$$

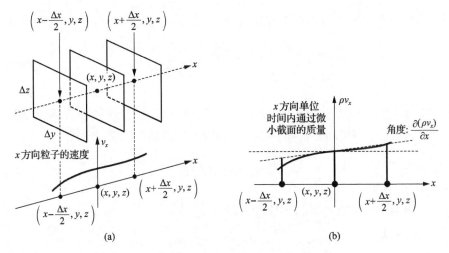

图 2.30　x 方向单位时间内通过微小截面的质量的计算

同样，单位时间通过 $x+\dfrac{\Delta x}{2}$ 的微小截面的质量为

$$\rho v_x \Delta y \Delta z + \frac{\partial(\rho v_x)}{\partial x}\frac{\Delta x}{2}\Delta y \Delta z \ (\text{kg}\,/\,\text{s}) \tag{2.58}$$

因此仅考虑 x 方向的情况下，单位时间流入微小体积中的增量是通过 $x-\dfrac{\Delta x}{2}$ 的微小截面的质量与通过 $x+\dfrac{\Delta x}{2}$ 的微小截面的质量的差，得到

$$\left(\rho v_x \Delta y \Delta z - \frac{\partial(\rho v_x)}{\partial x}\frac{\Delta x}{2}\Delta y \Delta z\right) - \left(\rho v_x \Delta y \Delta z + \frac{\partial(\rho v_x)}{\partial x}\frac{\Delta x}{2}\Delta y \Delta z\right)$$

$$= -\frac{\partial(\rho v_x)}{\partial x}\Delta x \Delta y \Delta z \ (\text{kg}\,/\,\text{s}) \tag{2.59}$$

同样在 y、z 方向上，单位时间流入该微小立方体内的质量分别为

$$-\frac{\partial(\rho v_y)}{\partial y}\Delta x \Delta y \Delta z \ (\text{kg}\,/\,\text{s}) \tag{2.60}$$

$$-\frac{\partial(\rho v_z)}{\partial z}\Delta x \Delta y \Delta z \ (\text{kg}\,/\,\text{s}) \tag{2.61}$$

因此，单位时间流入微小立方体 $\Delta x \Delta y \Delta z$ 的总质量是这些质量的和，即

$$-\left(\frac{\partial(\rho v_x)}{\partial x} + \frac{\partial(\rho v_y)}{\partial y} + \frac{\partial(\rho v_z)}{\partial z}\right)\Delta x \Delta y \Delta z \ (\text{kg / s}) \tag{2.62}$$

由于介质在空间内不会增加也不会减少(假设)，上述质量与单位时间内该微小体积 $\Delta x \Delta y \Delta z$ 密度增加的比例(增量)相等。也就是说，增量是

$$\frac{\partial \rho}{\partial t}\Delta x \Delta y \Delta z \ (\text{kg / s}) \tag{2.63}$$

假设二者相等，那么可以得到连续方程

$$-\left(\frac{\partial(\rho v_x)}{\partial x} + \frac{\partial(\rho v_y)}{\partial y} + \frac{\partial(\rho v_z)}{\partial z}\right) = \frac{\partial \rho}{\partial t} \tag{2.64}$$

通过向量的内积可以将该方程简单地表示为

$$-\nabla \cdot (\rho v) = \frac{\partial \rho}{\partial t} \tag{2.65}$$

2. 运动方程

坐标点 (x, y, z) 的(瞬时)声压用 $p\,(\text{N/m}^3)$ 表示。作用于微小立方体的力在 x 方向的分量是作用于位置 $x - \dfrac{\Delta x}{2}$ 的微小截面 $\Delta y \Delta z$ 上的力与作用于位置 $x + \dfrac{\Delta x}{2}$ 的微小截面 $\Delta y \Delta z$ 上的力的差值。作用于位置 $x - \dfrac{\Delta x}{2}$ 的微小截面 $\Delta y \Delta z$ 上的力可以表示为 $p\Delta y \Delta z - \dfrac{\partial p}{\partial x}\dfrac{\Delta x}{2}\Delta y \Delta z(\text{N})$，作用于位置 $x + \dfrac{\Delta x}{2}$ 的微小截面 $\Delta y \Delta z$ 上的力可以表示为 $p\Delta y \Delta z + \dfrac{\partial p}{\partial x}\dfrac{\Delta x}{2}\Delta y \Delta z(\text{N})$，作用于微小立方体的力在 x 方向的分量可以表示为 $-\dfrac{\partial p}{\partial x}\Delta x \Delta y \Delta z(\text{N})$。同样，作用于微小立方体的力在 y、z 方向的分量可分别表示为 $-\dfrac{\partial p}{\partial y}\Delta x \Delta y \Delta z(\text{N})$ 和 $-\dfrac{\partial p}{\partial z}\Delta x \Delta y \Delta z(\text{N})$。并且，$x$ 方向的力是质量与 x 方向上加速度的乘积，可以表示为 $(\rho\Delta x \Delta y \Delta z)\dfrac{\partial v_x}{\partial t}(\text{N})$，由此可以得到

$$-\frac{\partial p}{\partial x}\Delta x\Delta y\Delta z = (\rho\Delta x\Delta y\Delta z)\frac{\partial v_x}{\partial t} \tag{2.66}$$

也就是

$$-\frac{\partial p}{\partial x} = \rho\frac{\partial v_x}{\partial t} \tag{2.67}$$

同样，y、z 方向上的运动方程可以表示为

$$-\frac{\partial p}{\partial y} = \rho\frac{\partial v_y}{\partial t}, \quad -\frac{\partial p}{\partial z} = \rho\frac{\partial v_z}{\partial t} \tag{2.68}$$

用矢量形式表示可以得到

$$-\nabla p = \rho\frac{\partial \boldsymbol{v}}{\partial t} \tag{2.69}$$

3. 介质的压缩

向介质施加过多的压力后，粒子会凝聚，使密度增大。假设没有声音、未施加声压状态下的静止压、密度分别为 p_0、ρ_0，有声音时的声压、密度分别为 p、ρ，并假设它们自 p_0、ρ_0 开始的增量分别为 δp、$\delta\rho$，则可以得到

$$p = p_0 + \delta p, \quad \rho = \rho_0 + \delta\rho \tag{2.70}$$

施加到图 2.29 所示微小立方体 V_0 的声压从 p_0 增加 δp 时，体积从 V_0 减小 δV，密度与体积正好成反比：

$$\frac{\rho_0 + \delta\rho}{\rho_0} = \frac{V_0}{V_0 - \delta V} \tag{2.71}$$

若 $\delta V/V_0 \ll 1$，则式 (2.71) 可以如下展开：

$$1 + \frac{\delta\rho}{\rho_0} = \frac{V_0}{V_0 - \delta V} = \frac{1}{1 - \dfrac{\delta V}{V_0}} = 1 + \frac{\delta V}{V_0} + \frac{1}{2}\left(\frac{\delta V}{V_0}\right)^2 + \cdots \tag{2.72}$$

通常 $\delta\rho/\rho_0 \ll 1$，根据式 (2.72) 可以得到

$$\frac{\delta\rho}{\rho_0} \approx \frac{\delta V}{V_0} \tag{2.73}$$

相对于体积变化率的声压增量称为体积弹性模量(volume elasticity)。也就是说，设体积弹性模量用 $K(\text{N/m}^2)$ 表示，有

$$K = \frac{\delta p}{\delta V / V_0} \tag{2.74}$$

因此，由式(2.73)、式(2.74)可近似得到

$$\delta \rho = \rho_0 \frac{\delta V}{V_0} = \rho_0 \frac{1}{K} \delta p, \quad \delta p = \frac{K}{\rho_0} \delta \rho \tag{2.75}$$

2.3.2 波动方程

为了简化连续方程与运动方程，引入被称为速度势的量(标量)。该标量 ϕ 在 x、y、z 方向的粒子速度可以定义为

$$v_x = -\frac{\partial \phi}{\partial x}, \quad v_y = -\frac{\partial \phi}{\partial y}, \quad v_z = -\frac{\partial \phi}{\partial z} \tag{2.76}$$

若用矢量表达，则可得到

$$\boldsymbol{v} = -\boldsymbol{\nabla} \phi \tag{2.77}$$

那么引入该速度势后，有什么优点呢？

通过连续方程与运动方程分别求出 x、y、z 方向的粒子速度 v_x、v_y、v_z，如果能求出速度势 ϕ，那么从式(2.76)可以明确地看出，v_x、v_y、v_z 可以方便地用 ϕ 各方向上的微分求出。其中，x 方向的运动方程可以表示为

$$-\frac{\partial p}{\partial x} = \rho \frac{\partial v_x}{\partial t}, \quad v_x = -\frac{\partial \phi}{\partial x}$$

$$-\frac{\partial p}{\partial x} = \rho \frac{\partial v_x}{\partial t} = \rho \frac{\partial}{\partial t} \left(-\frac{\partial \phi}{\partial x} \right) \tag{2.78}$$

假设 $\rho \approx \rho_0$，当 p 仅考虑 δp 时，对式(2.78)求 x 积分可以得到

$$\delta p = \rho_0 \frac{\partial \phi}{\partial t} \tag{2.79}$$

y、z 方向的运动方程也可以得到同样的公式。

接下来，推导速度势 ϕ 的微分方程。

连续方程 (2.64) 左边的第一项可以表示成

$$\frac{\partial(\rho v_x)}{\partial x} = \rho \frac{\partial v_x}{\partial x} + v_x \frac{\partial \rho}{\partial x} \tag{2.80}$$

该公式中，由于通常 (对于普通的声音) 第二项的密度变化远远小于速度的变化，可以忽略第二项，设 $\rho \approx \rho_0$，那么有

$$\frac{\partial(\rho v_x)}{\partial x} = \rho_0 \frac{\partial v_x}{\partial x} = -\rho_0 \frac{\partial^2 \phi}{\partial x^2} \tag{2.81}$$

同样

$$\frac{\partial(\rho v_y)}{\partial y} = \rho_0 \frac{\partial v_y}{\partial y} = -\rho_0 \frac{\partial^2 \phi}{\partial y^2}, \quad \frac{\partial(\rho v_z)}{\partial z} = \rho_0 \frac{\partial v_z}{\partial z} = -\rho_0 \frac{\partial^2 \phi}{\partial z^2}$$

因此，连续方程 (2.64) 的左边可表示为

$$\rho_0 \left(\frac{\partial^2 \phi}{\partial x^2} + \frac{\partial^2 \phi}{\partial y^2} + \frac{\partial^2 \phi}{\partial z^2} \right)$$

另外，使用包含体积弹性模量的公式 $\delta \rho = \rho_0 \dfrac{\delta V}{V_0} = \rho_0 \dfrac{1}{K} \delta p$ 时，根据速度势公式 $\delta p = \rho_0 \dfrac{\partial \phi}{\partial t}$ 可以推导出

$$\delta \rho = \frac{\rho_0}{K} \delta p = \frac{(\rho_0)^2}{K} \frac{\partial \phi}{\partial t} \tag{2.82}$$

而连续方程 (2.64) 的右边可以表示为

$$\frac{\partial \rho}{\partial t} = \frac{(\rho_0)^2}{K} \frac{\partial^2 \phi}{\partial t^2}$$

因此可以得到连续方程：

$$\rho_0 \left(\frac{\partial^2 \phi}{\partial x^2} + \frac{\partial^2 \phi}{\partial y^2} + \frac{\partial^2 \phi}{\partial z^2} \right) = \frac{(\rho_0)^2}{K} \frac{\partial^2 \phi}{\partial t^2} \tag{2.83}$$

由该公式可以得到速度势的偏微分方程：

$$\frac{\partial^2 \phi}{\partial x^2} + \frac{\partial^2 \phi}{\partial y^2} + \frac{\partial^2 \phi}{\partial z^2} = \frac{\rho_0}{K}\frac{\partial^2 \phi}{\partial t^2} \qquad (2.84)$$

在该偏微分方程中，假设声速为 c，则

$$\frac{K}{\rho_0} = c^2 \qquad (2.85)$$

的关系成立，使用声速求速度势的公式可以表达为

$$\frac{\partial^2 \phi}{\partial x^2} + \frac{\partial^2 \phi}{\partial y^2} + \frac{\partial^2 \phi}{\partial z^2} = \frac{1}{c^2}\frac{\partial^2 \phi}{\partial t^2} \qquad (2.86)$$

该偏微分方程称为达朗贝尔波动方程（d'Alembert's wave equation）。在电磁波领域还存在麦克斯韦方程（Maxwell equation）。从偏微分方程的形式来看，达朗贝尔波动方程与麦克斯韦方程是相同的，因此可以用类似的思想求微分方程的解。需要注意的是，前者求出的是速度势，后者求出的是电场与磁场等不同的物理量。

2.3.3　平面波与球面波

连接空间（介质）中与声压变化 δp 相位相等的点，所形成的面称为波面。波面为平面的波称为平面波，波面为球面的波称为球面波。实际上并不存在这种理想的状态，距离声源较远的场接近平面波，与波长相比距离声源较近的场接近球面波，可以使用近似公式对声波进行分析。

1. 平面波

假设以 x 方向行进的波作为平面波，那么在与 x 垂直的面上都是同一相位并拥有同样的声压，在 y、z 方向上声波并不发生传递，也不存在粒子的移动，所以 yz 面上 $v_y = v_z = 0$。因此，可以得到

$$\frac{\partial^2 \phi}{\partial y^2} = \frac{\partial^2 \phi}{\partial z^2} = 0 \qquad (2.87)$$

由于只存在 $v_x = -\dfrac{\partial \phi}{\partial x}$，其方程可以表示成

$$\frac{\partial^2 \phi}{\partial x^2} = \frac{1}{c^2}\frac{\partial^2 \phi}{\partial t^2} \tag{2.88}$$

该微分方程的一般解可表示成

$$\phi = \phi_1 + \phi_2 = F_1(ct - x) + F_2(ct + x) = F_1\left[c\left(t - \frac{x}{c}\right)\right] + F_2\left[c\left(t + \frac{x}{c}\right)\right] \tag{2.89}$$

F_1、F_2 是受边界条件决定的任意函数。

并且，根据 $\omega t - kx = \omega\left(t - \dfrac{x}{c}\right)$，微分方程的一般解也可以表示成

$$\phi = F_3(\omega t - kx) + F_4(\omega t + kx) \tag{2.90}$$

(可以很容易地确认这就是微分方程的解，参见问题 2.4)。然后改变括号中的顺序可以得到解：

$$\phi = F_3(kt - \omega x) + F_4(kt + \omega x)$$

式 (2.89) 的第一项

$$F_1(ct - x) = F_1\left[c(t + t_1) - (x + ct_1)\right] \tag{2.91}$$

的关系式成立，时间从 t 到 $t+t_1$ 时 (经过后)，$F_1(ct-x)$ 与 $x+ct_1$ 位置的值相同。也就是说，$F_1(ct-x)$ 是在 $+x$ 方向上速度为 c 的行波，相反 $F_2(ct+x)$ 是在 $-x$ 方向上速度为 c 的行波。由此看来，可以将 $F_1(ct-x)$ 称为前进波 (progressive wave)，将 $F_2(ct+x)$ 称为后退波 (regressive wave)。反射波 (reflected wave) 是一种后退波。在介质相同的无限空间中，自声源发射的声波不会被反射，因此这种情况下只存在前进波。通常在一般的介质中，前进波与反射波是共存的。在求出 $\phi = F_1(ct-x)+F_2(ct+x)$ 后，可以求出声压的瞬时值，即

$$\delta p = \rho_0 \frac{\partial \phi}{\partial t} = \rho_0 \frac{\partial}{\partial t}\left[F_1(ct - x) + F_2(ct + x)\right] \tag{2.92}$$

在不讨论静止压的情况下，由于只是将静止压的变化部分作为声压，之后的变化部分不再使用符号 δp，而单以 p 表示声压，可以通过公式

$$p = \rho_0 \frac{\partial \phi}{\partial t}$$

计算得出。

粒子速度可以通过式(2.93)求出：

$$v_x = -\frac{\partial \phi}{\partial x} = -\frac{\partial}{\partial x}\big[F_1(ct-x) + F_2(ct+x) \big] \tag{2.93}$$

2. 球面波

自点声源发射的声波，在同样的介质中向球面扩散。由于小的声源可以大致视为点声源，其波面大致与球面类似。如图 2.31 所示，直角坐标转换为极坐标后，波动方程可以重新表达成

$$x = r\sin\theta\cos\varphi, \quad y = r\sin\theta\sin\varphi, \quad z = r\cos\theta \tag{2.94}$$

$$\frac{1}{r^2}\frac{\partial}{\partial r}\left(r^2\frac{\partial \phi}{\partial r} \right) + \frac{1}{r^2\sin\theta}\frac{\partial}{\partial \theta}\left(\sin\theta\frac{\partial \phi}{\partial \theta} \right) + \frac{1}{r^2\sin^2\theta}\frac{\partial^2 \phi}{\partial \varphi^2} = \frac{1}{c^2}\frac{\partial^2 \phi}{\partial t^2} \tag{2.95}$$

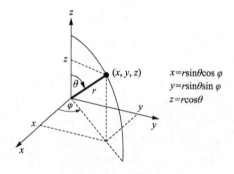

$$x = r\sin\theta\cos\varphi$$
$$y = r\sin\theta\sin\varphi$$
$$z = r\cos\theta$$

图 2.31　球面波的极坐标

若以点声源作为坐标的中心，球面波的波面就会呈球状，因此 θ 与 φ 方向均相同。也就是说，速度势与 θ、φ 相关的微分为 0。将 $\frac{\partial \phi}{\partial \theta}=0$、$\frac{\partial \phi}{\partial \varphi}=0$ 代入式(2.95)，只剩下第一项，即

$$\frac{1}{r^2}\frac{\partial}{\partial r}\left(r^2\frac{\partial \phi}{\partial r} \right) = \frac{1}{c^2}\frac{\partial^2 \phi}{\partial t^2} \tag{2.96}$$

该方程还可以表示成

$$\frac{\partial^2 (r\phi)}{\partial r^2} = \frac{1}{c^2}\frac{\partial^2 (r\phi)}{\partial t^2} \tag{2.97}$$

该微分方程的一般解是

$$r\phi = F_1(r-ct) + F_2(r+ct) = F_3(\omega t - kr) + F_4(\omega t + kr)$$

因此，得到速度势为

$$\phi = \frac{1}{r}F_3(\omega t - kr) + \frac{1}{r}F_4(\omega t + kr) \qquad (2.98)$$

F_1、F_2 及 F_3、F_4 是由球面波的边界条件决定的函数，第一项是向半径方向($+r$ 方向)上行进的波，第二项是向中心方向($-r$ 方向)上行进的波。

接下来考虑具体的速度势 ϕ 为正弦波的情况。若仅考虑向球面传递的波，则速度势可表示为

$$\phi = \frac{1}{r}F_1(r-ct) = \frac{A}{r}\sin[k(r-ct)] = \frac{A}{r}\sin(\omega t - kr) \qquad (2.99)$$

声压通过式(2.79)可以表示成

$$\delta p = \rho_0 \frac{\partial \phi}{\partial t} = \frac{\rho_0 A \omega}{r}\cos(\omega t - kr) \ (\text{N}/\text{m}^2) \qquad (2.100)$$

由此可知，声压与距离成反比。粒子速度可以表示成

$$
\begin{aligned}
v_r &= -\frac{\partial \phi}{\partial r} = \frac{A}{r^2}\sin(\omega t - kr) + \frac{Ak}{r}\cos(\omega t - kr) \\
&= \frac{Ak}{r}\left[\cos(\omega t - kr) + \frac{1}{kr}\sin(\omega t - kr)\right] \\
&= \frac{Ak}{r}\sqrt{1 + \frac{1}{(kr)^2}}\cos(\omega t - kr - \varphi)
\end{aligned} \qquad (2.101)
$$

其中，$\varphi = \arctan\left(\dfrac{1}{kr}\right)$，$\dfrac{1}{kr} = \dfrac{1}{2\pi\left(\dfrac{r}{\lambda}\right)}$。

假设 $kr \gg 1$ 或 $r \gg \lambda$，也就是与波长相比，在距离原点(中心)足够远的地方，有

$$v_r \approx \frac{Ak}{r}\cos(\omega t - kr) \tag{2.102}$$

声压用式(2.100)表示，粒子速度与声压随时间的变化相同，相位也相同。此时在距离中心非常远的地方，平面波表现出了同样的特征。但是，在非常远的地方，不管是声压还是粒子速度都非常小。

相反，当 $kr \ll 1$ 时，也就是在距离中心比波长更短的范围内，由于 $\varphi \to \pi/2$，粒子速度的近似公式可表示为

$$v_r \approx \frac{Ak}{r}\frac{1}{kr}\cos\left(\omega t - \frac{\pi}{2}\right) = \frac{A}{r^2}\cos\left(\omega t - \frac{\pi}{2}\right) = \frac{A}{r^2}\sin(\omega t) \tag{2.103}$$

2.3.4　球面波与微小声源

对密度为 ρ 的介质中的一点周期性地施加压力，球面波将呈现放射状的扩散。而实际中并不存在这种理想的声源，因此当振动比波长小得多，或声波从很小的声源发射时，就可以说近似地构成了球面波。这种理想的声源称为点声源，周期性伸缩的非常小的球状物体构成了微小声源的模型。

根据式(2.101)可以得到球面波的粒子速度为

$$v_r = \frac{Ak}{r}\sqrt{1+\frac{1}{(rk)^2}}\cos(\omega t - kr - \varphi) \tag{2.104}$$

根据式(2.100)可得到声压

$$\delta p = \frac{\rho A\omega}{r}\cos(\omega t - kr) \tag{2.105}$$

假设微小声源位于坐标的中心(原点)，与波长相比，在非常小的距离内，即 $kr \ll 1$ 时，可得到粒子速度为

$$v_r \approx \frac{A}{r^2}\sin(\omega t) \tag{2.106}$$

假设自半径比波长小得多的球面，是以体积速度 $V_m\sin(\omega t)$ (m^3/s) 进出介质的振动源。该声源产生球面波时，在半径方向上的粒子速度为

$$\frac{V_m\sin(\omega t)}{4\pi r^2}\ (\text{m}/\text{s}) \tag{2.107}$$

该公式与点声源相同,所以有 $A = \dfrac{V_m}{4\pi}$ 的关系式。因此,球面波的速度势可以表示成

$$\phi = \frac{A}{r}\sin(\omega t - kr) = \frac{V_m}{4\pi r}\sin(\omega t - kr) \tag{2.108}$$

根据该速度势可以求出声压及粒子速度分别为

$$\delta p = \rho\frac{\partial\phi}{\partial t} = \frac{V_m\rho\omega}{4\pi r}\cos(\omega t - kr) \tag{2.109}$$

$$v_r = -\frac{\partial\phi}{\partial r} = \frac{V_m}{4\pi r^2}\sin(\omega t - kr) + \frac{kV_m}{4\pi r}\cos(\omega t - kr) \tag{2.110}$$

在向被刚体墙壁阻断的半无限空间放射的情况下,只需用 2π 代替上述 4π 就可以了。此时速度势为

$$\phi = \frac{V_m}{2\pi r}\sin(\omega t - kr) \tag{2.111}$$

声压与粒子速度也可以按照上述的方式求出。上述结论适用于介质的振动比波长小得多及相对于声源的大小而言距离足够远的情况。并且,由于平面振动板可视为微小声源的集合,微小声源形成的球面波也可以应用于振动板上的声压指向特性(问题 2.8)及声场分析中。

2.3.5 正弦声波的传递

本节分析正弦平面声波是如何传递的。由于通常波形可以分解成正弦波,对于具有各种各样频率的声波,只需要考虑各频率下的速度势即可,而波动方程的解可以用它们的和求出。因此,在这里考虑一个正弦波的速度势 ϕ 的情况。这种情况下,波动方程的一般解可以用两个速度势的和求出,即

$$\phi = \phi_1 + \phi_2 = F_1(ct - x) + F_2(ct + x) \tag{2.112}$$

角频率为 ω 的正弦波的速度势为

$$\begin{aligned}
\phi &= A_1\sin[k(ct - x)] + A_2\sin[k(ct + x)] \\
&= A_1\sin(\omega t - kx) + A_2\sin(\omega t + kx)
\end{aligned} \tag{2.113}$$

若对式(2.113)使用周期与波长的变量，波动方程的解也可以表示为

$$\phi = A_1 \sin\left[2\pi\left(\frac{t}{T} - \frac{x}{\lambda}\right)\right] + A_2 \sin\left[2\pi\left(\frac{t}{T} + \frac{x}{\lambda}\right)\right] \tag{2.114}$$

A_1、A_2 是速度势 ϕ_1、ϕ_2 的正弦波的振幅，由声压及粒子速度的边界条件决定。当 $\omega = kc$ 的关系成立时，可以将 $k = \dfrac{\omega}{c}(\mathrm{rad}/\mathrm{m})$ 称为相位常数。此时只考虑向$+x$ 方向传递的波的情况，可以得到

$$\phi = A_1 \sin(\omega t - kx) \tag{2.115}$$

$$p = \rho\frac{\partial\phi}{\partial t} = \rho A_1 \omega\cos(\omega t - kx)\ (\mathrm{N}/\mathrm{m}^2) \tag{2.116}$$

$$v_x = -\frac{\partial\phi}{\partial x} = A_1 k\cos(\omega t - kx)\ (\mathrm{m}/\mathrm{s}) \tag{2.117}$$

代入声波波长 $\lambda(\mathrm{m})$ 后，由于 $c = f\lambda(\mathrm{m/s})$，可以得到

$$k = \frac{\omega}{c} = \frac{2\pi f}{c} = \frac{2\pi}{\lambda}\ (\mathrm{rad}/\mathrm{m}) \tag{2.118}$$

正弦波传递过程中，尝试计算距离为波长长度的位置处的声压与粒子速度。式(2.116)和式(2.117)中，有

$$\cos[\omega t - k(x + \lambda)] = \cos(\omega t - kx - 2\pi) = \cos(\omega t - kx)$$

可以看出，在某一位置 x 及与 x 距离波长 λ 的位置 $x+\lambda$ 处，只有相位相差 2π，声压和粒子速度都是相同的数值。

根据式(2.116)及式(2.117)，由于平面波的瞬时声压与粒子速度呈现相同的变化，在达到最大声压时，粒子速度也达到了最大值。并且，由于粒子速度呈正弦变化，粒子(介质的微小部分)以静止的固定位置为中心，呈正弦的形式振动。假设该粒子在 x 方向的位移(自静止位置的位移)为 ξ，那么位移的导数就是粒子的振动速度，因此只需对粒子速度积分即可计算位移。换言之，位移的微分即粒子速度。也就是说

$$\frac{\mathrm{d}\xi}{\mathrm{d}t} = v_x = -\frac{\partial\phi}{\partial x} = A_1 k\cos(\omega t - kx)\ (\mathrm{m}/\mathrm{s}) \tag{2.119}$$

$$\xi = \int v_x \mathrm{d}t = \int \left(-\frac{\partial \phi}{\partial x}\right)\mathrm{d}t = \int A_1 k \cos(\omega t - kx)\mathrm{d}t$$

$$= \frac{A_1 k}{\omega}\sin(\omega t - kx) \equiv \xi_{\max}\sin(\omega t - kx) \tag{2.120}$$

粒子振动速度的有效值为

$$\overline{v}_x = \sqrt{\frac{1}{T}\int_0^T \left(v_x\right)^2 \mathrm{d}t} = \frac{A_1 k}{\sqrt{2}} \tag{2.121}$$

同样，根据式(2.116)可得声压的有效值为

$$\overline{p} = \sqrt{\frac{1}{T}\int_0^T p^2 \mathrm{d}t} = \frac{A_1 \rho \omega}{\sqrt{2}} \tag{2.122}$$

因此

$$\xi_{\max} = \frac{A_1 k}{\omega} = \frac{k}{\omega}\frac{\sqrt{2}\cdot\overline{p}}{\rho\omega} = \frac{\sqrt{2}\cdot\overline{p}}{(\rho c)\omega} \tag{2.123}$$

平面波的速度势、声压、粒子速度、粒子的位移随时间变化的相互关系如图 2.32 所示。

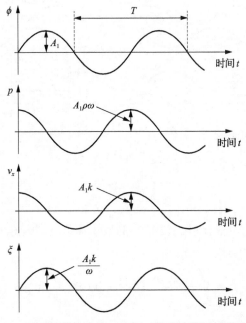

图 2.32 平面波的速度势、声压、粒子速度及粒子的位移

如图 2.33 所示，将声压相对于时间及位置的变化按时间划分为 $t=T/4$、$T/2$、$3T/4$、T 四个 1/4 周期，并绘制出声压相对于距离(位置)的分布图。随着时间的推移，声压的波形向 x 方向推进。

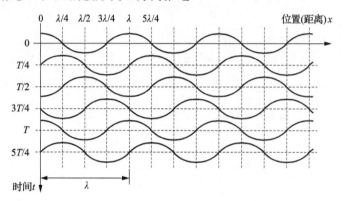

图 2.33　各位置上的声压随时间的变化 1

同样也可以求出各位置的声压随时间的变化，如图 2.34 所示。

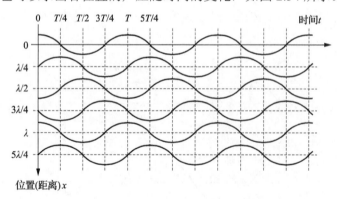

图 2.34　各位置上的声压随时间的变化 2

2.3.6　声阻抗

将式(2.116)的声压 p 与式(2.117)的粒子速度 v_x 的比值用 z 表示，计算后可以得到

$$z \equiv \frac{p}{v_x} = \frac{A_1 \rho \omega}{A_1 k} = \frac{\rho \omega}{k} = \rho c \ (\mathrm{N \cdot s / m^3}) \tag{2.124}$$

即便不是正弦波，只要为平面波，该关系式就成立。其中的声压 p 与粒子速

度 v_x 的比值由介质的密度及声速决定, z 称为介质的固有声阻抗(specific acoustic impedance)，简称为声阻抗。在空气(20℃)中 $\rho_0 = 1.20\text{kg/m}^3$，$c=344\text{m/s}$，$z_0= \rho_0 c =414\text{N}\cdot\text{s/m}^3$。如式(2.85)所示，声速由介质的(体积)弹性模量与密度决定，通常难以压缩及质量小的介质声速较大，相反，易于压缩及质量大的介质声速较小。那么考虑密度与声速的因素，质量大且难以压缩的物质中的声阻抗大，质量小且柔软的物质中的声阻抗较小。

例 2.1　假设向+x 方向传递的声波的速度势 $\phi=F(\omega t -kx)$，求声压 p 及粒子速度 v_x，然后验证声阻抗 $\dfrac{p}{v_x} = \rho c$ 的关系式。其中，介质的密度为 ρ (kg/m³)、声速为 c (m/s)。

解

$$p = \rho\frac{\partial\phi}{\partial t} = \rho\omega F'(\omega t - kx)$$

$$v_x = -\frac{\partial\phi}{\partial x} = -\frac{\partial}{\partial x}F(\omega t - kx) = kF'(\omega t - kx)$$

$$\frac{p}{v_x} = \frac{\rho\omega F'(\omega t - kx)}{kF'(\omega t - kx)} = \frac{\rho\omega}{k} = \rho c$$

2.3.7　声强

当介质的一部分运动时，物质被运动压缩并存储为势能。同时，该压缩运动引起物质移动，形成动能。声波在传递过程中，介质的伸缩不断循环往复，这两种能量通过介质被传递。这里分析在 x 方向上传递的平面波。

密度为 ρ 的微小体积 V_0 在粒子(振动)速度 v_x 下运动,动能(kinetic energy)可以表示为

$$\frac{1}{2}\rho V_0\left(v_x\right)^2 \text{ (J)} \tag{2.125}$$

单位体积的能量(能量密度)可以表示为

$$E_k = \frac{1}{2}\rho\left(v_x\right)^2 \text{ (J / m}^3) \tag{2.126}$$

在大气压 P_0 及增大的声压 p 下，微小体积从 V_0 压缩到 $V_0{-}V$。当气体等介质发生绝热变化时，"声压相对于大气压(静止压)的变化比例，与相对于无声时

体积的变化比例成正比", 这是由气体定律推导出来的。用公式可以表示为

$$\frac{\mathrm{d}p}{P_0} = \gamma \frac{\mathrm{d}V}{V_0} \quad (\gamma \text{ 为常数}) \tag{2.127}$$

声压 p 导致微小体积受到的单位体积的势能(potential energy)可根据公式

$$E_p = \frac{1}{V_0} \int p \mathrm{d}V \quad (\mathrm{J}/\mathrm{m}^3) \tag{2.128}$$

求出, 对该公式进行整理后, 得到

$$E_p = \frac{p^2}{2\rho c^2} \quad (\mathrm{J}/\mathrm{m}^3) \tag{2.129}$$

根据式(2.127), 可以得到

$$\frac{\mathrm{d}p}{\dfrac{\mathrm{d}V}{V_0}} = \gamma P_0$$

势能密度公式(2.129)可以表示为

$$E_p = \int \frac{p}{\gamma P_0} \mathrm{d}p \tag{2.130}$$

根据式(2.74), 当 $K = \dfrac{\mathrm{d}p}{\mathrm{d}V/V_0}$ 时, 体积弹性模量可以表示为

$$\gamma P_0 = \frac{\mathrm{d}p}{\dfrac{\mathrm{d}V}{V_0}} = K$$

因此

$$E_p = \int \frac{p}{\gamma P_0} \mathrm{d}p = \int \frac{p}{K} \mathrm{d}p$$

根据关系式 $K = \rho c^2$, 可以得到

$$E_p = \int \frac{p}{\gamma P_0} \mathrm{d}p = \int \frac{p}{K} \mathrm{d}p = \int \frac{p}{\rho c^2} \mathrm{d}p = \frac{p^2}{2\rho c^2} \quad (\mathrm{J}/\mathrm{m}^3) \tag{2.131}$$

储存在介质中的总能量密度是动能密度与势能密度之和，由此可以得到

$$E = E_k + E_p = \frac{\rho(v_x)^2}{2} + \frac{p^2}{2\rho c^2} \ (\text{J} / \text{m}^3) \tag{2.132}$$

在 x 方向上传递的平面声波，使用声阻抗计算后可得到

$$E_k = \frac{p^2}{2\rho c^2} \tag{2.133}$$

可知动能密度与势能密度相等。

例 2.2　试推导式(2.133)。

解　因为

$$E_k = \frac{\rho(v_x)^2}{2}$$

$$\frac{p}{v_x} = \rho c$$

$$v_x = \frac{p}{\rho c}$$

所以

$$E_k = \frac{\rho}{2}\left(\frac{p}{\rho c}\right)^2 = \frac{p^2}{2\rho c^2}$$

因此，总能量密度是

$$E = \rho(v_x)^2 = \frac{p^2}{\rho c^2} \ (\text{J} / \text{m}^3) \tag{2.134}$$

具有该能量密度的声波以速度 c (m/s)传递，因此单位面积上的功率(瞬时值)为

$$Ec = \rho(v_x)^2 c = \frac{p^2}{\rho c} \ (\text{J} \cdot \text{s}^{-1} / \text{m}^2 = \text{W} / \text{m}^2) \tag{2.135}$$

声强(sound intensity) I 是功率瞬时值的每个周期的平均值，可以得出

$$I = \frac{1}{T}\int_0^T (Ec)\mathrm{d}t = \frac{1}{T}\int_0^T \rho(v_x)^2 c\mathrm{d}t = \frac{\rho c}{T}\int_0^T (v_x)^2 \mathrm{d}t$$
$$= \rho c(\bar{v}_x)^2 = z(\bar{v}_x)^2 \ (\mathrm{W}/\mathrm{m}^2) \tag{2.136}$$

用声压计算，可以得到

$$I = \frac{1}{T}\int_0^T (Ec)\mathrm{d}t = \frac{1}{T}\int_0^T \frac{p^2}{\rho c}\mathrm{d}t = \frac{1}{\rho c T}\int_0^T p^2 \mathrm{d}t$$
$$= \frac{\bar{p}^2}{\rho c} = \frac{\bar{p}^2}{z} \ (\mathrm{W}/\mathrm{m}^2) \tag{2.137}$$

其中，z 是声阻抗，可得到 $z=\rho c$。

例如，体积密度为 ρ 的空气中在 x 方向上传递的正弦平面声波为

$$p = P\cos(\omega t - kx + \theta)$$

该声波的强度为

$$I = \frac{1}{T}\int_0^T \frac{p^2}{\rho c}\mathrm{d}t = \frac{1}{\rho c T}\int_0^T [P\cos(\omega t - kx + \theta)]^2 \mathrm{d}t$$
$$= \frac{P^2}{2\rho c T}\int_0^T \left[1 - \cos^2(\omega t - kx + \theta)\right]\mathrm{d}t = \frac{1}{\rho c}\left(\frac{P}{\sqrt{2}}\right)^2 \tag{2.138}$$

2.3.8　声波的反射与透射

正如在大山中对着对面的山击掌时会听到回声，声波也会发生反射。如图 2.35 所示，不同介质 Ⅰ、Ⅱ边界相连时，入射声波的一部分发生了反射，而剩余部分则发生了透射。图 2.35 表示的是介质 Ⅰ、Ⅱ 的各常数。

设边界处于 yz 平面上，垂直于边界面入射的声波，也就是从介质 Ⅰ 到介质 Ⅱ 沿 x 方向行进的正弦平面声波。想要计算出反射波与透射波相对于入射波的比例，需要根据速度势求出各介质的声压及粒子速度。

如图 2.35 所示，介质 Ⅰ 中的速度势为 ϕ_1，是入射波与反射波的速度势之和，正弦波的情况下用

$$\phi_1 = A_i \sin(\omega t - k_1 x + \theta_i) + A_r \sin(\omega t + k_1 x + \theta_r) \tag{2.139}$$

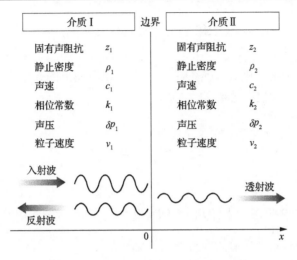

图 2.35 不同介质中的声波反射与透射

表示，同样介质 II 的透射波的速度势为

$$\phi_2 = A_t \sin\left(\omega t - k_2 x + \theta_t\right) \tag{2.140}$$

其中，A_i、A_r、A_t 分别是入射波、反射波、透射波的速度势振幅。

介质 I 的声压为

$$\delta p_1 = \rho_1 \frac{\partial \phi_1}{\partial t} = \rho_1 A_i \omega \cos\left(\omega t - k_1 x + \theta_i\right) + \rho_1 A_r \omega \cos\left(\omega t + k_1 x + \theta_r\right)$$
$$= \delta p_i + \delta p_r \tag{2.141}$$

是入射波与反射波的声压之和。介质 II 的声压为

$$\delta p_2 = \delta p_t = \rho_2 \frac{\partial \phi_2}{\partial t} = \rho_2 A_t \omega \cos\left(\omega t - k_2 x + \theta_t\right) \tag{2.142}$$

另外，介质 I 中的粒子速度是

$$v_1 = -\frac{\partial \phi_1}{\partial x} = k_1 \left[A_i \cos\left(\omega t - k_1 x + \theta_i\right) - A_r \cos\left(\omega t + k_1 x + \theta_r\right) \right]$$
$$= v_i + v_r \tag{2.143}$$

是入射波与反射波的粒子速度之和，注意反射波的粒子速度的系数是带负号的。介质 II 中的粒子速度是

$$v_2 = -\frac{\partial \phi_2}{\partial x} = k_2 A_t \cos\left(\omega t - k_2 x + \theta_t\right) \tag{2.144}$$

假设边界 $x=0$，那么边界条件是"在 $x=0$ 平面上的介质 I 、 II 的声压是相等的，且粒子速度是连续的"。

因此，声压只可能是

$$\delta p_1(x=0) = \delta p_2(x=0) \tag{2.145}$$

而等式

$$\rho_1 A_i \omega \cos\left(\omega t + \theta_i\right) + \rho_1 A_r \omega \cos\left(\omega t + \theta_r\right) = \rho_2 A_t \omega \cos\left(\omega t + \theta_t\right) \tag{2.146}$$

在任意时刻均成立，该等式在任何时候都满足

$$\theta_i = \theta_r = \theta_t \tag{2.147}$$

且

$$\rho_1 A_i \omega + \rho_1 A_r \omega = \rho_2 A_t \omega \tag{2.148}$$

同样，粒子速度也是

$$v_1(x=0) = v_2(x=0) \tag{2.149}$$

有 $v_i(x=0) + v_r(x=0) = v_2(x=0)$，由此可以得到

$$k_1\left[A_i \cos\left(\omega t + \theta_i\right) - A_r \cos\left(\omega t + \theta_r\right)\right] = k_2 A_t \cos\left(\omega t + \theta_t\right) \tag{2.150}$$

并且，任意时刻等式都成立，因此可得到 $\theta_i = \theta_r = \theta_t$，且根据式 (2.150) 可以得到

$$k_1\left(A_i - A_r\right) = k_2 A_t \tag{2.151}$$

将边界面上的反射波声压相对于入射波声压的比定义为(声压的)反射系数(反射率)。同样，将透射波声压相对于入射波声压的比定义为(声压的)透射系数(透射率)。实际的计算过程中，反射系数

$$R = \frac{\delta p_r(x=0)}{\delta p_i(x=0)} = \frac{\rho_1 \omega A_r}{\rho_1 \omega A_i} = \frac{A_r}{A_i} \tag{2.152}$$

透射系数

$$T = \frac{\delta p_t(x=0)}{\delta p_i(x=0)} = \frac{\rho_2 \omega A_t}{\rho_1 \omega A_i} = \frac{\rho_2 A_t}{\rho_1 A_i} \tag{2.153}$$

根据式(2.148)、式(2.151)、式(2.152)、式(2.153)，反射系数及透射系数可以由各介质的声阻抗按式(2.154)和式(2.155)得到。

声压的反射系数：

$$R = \frac{\rho_2 c_2 - \rho_1 c_1}{\rho_2 c_2 + \rho_1 c_1} \tag{2.154}$$

声压的透射系数：

$$T = \frac{2\rho_2 c_2}{\rho_2 c_2 + \rho_1 c_1} \tag{2.155}$$

反射系数与透射系数之间存在 $T=1+R$ 的关系。当 $R>0$ 时，透射波的振幅比入射波的振幅大，但从声强的角度来说，入射波的声强是反射波的声强与透射波的声强之和，所以透射波的声强不可能大于入射波的声强(参见问题2.7)。另外，需要注意的是即便频率相同，介质Ⅰ与介质Ⅱ的声波波长也不同。

粒子速度也可以用同样的方法计算，因此可以作为一个问题(问题 2.6)进行思考。

2.3.9　反射形成的驻波

空气中传递的声波在遇到墙壁后会反射回来。反射的比例由空气与墙壁的声阻抗决定，其反射系数为

$$R = \frac{z_2 - z_1}{z_2 + z_1} \tag{2.156}$$

其中，z_1、z_2 分别是空气及墙壁的声阻抗。由于 $z_2 \gg z_1$，可得到 $R \approx 1$，入射到墙上的声波几乎完全被反射回来。空气中的声波由前进波(入射波)及反射波构成，声压可以由

$$
\begin{aligned}
p_1 &= \rho_1 A_i \omega \cos(\omega t - k_1 x) + \rho_1 A_r \omega \cos(\omega t + k_1 x) \\
&= \rho_1 A_i \omega \left[\cos(\omega t - k_1 x) + R \cos(\omega t + k_1 x) \right]
\end{aligned}
\tag{2.157}
$$

计算。假设墙壁位于 $x=0$ 的位置，那么反射系数 $R = \dfrac{\rho_1 A_r \omega}{\rho_1 A_i \omega} = \dfrac{A_r}{A_i}$，由于 $R=1$，入射波与反射波的振幅相等。因此，假设入射波的振幅 $P_i = \rho_1 A_i \omega$，可得到空气中的声压为

$$p_1 = \rho_1 A_i \omega \left[\cos(\omega t - k_1 x) + \cos(\omega t + k_1 x) \right]$$
$$= 2\rho_1 A_i \omega \cos(\omega t) \cos(k_1 x) = 2P_i \cos(\omega t) \cos(k_1 x) \tag{2.158}$$

由式 (2.158) 可知，被墙壁完全反射的空气中的声压由到墙壁的距离 x 决定，声压的最大振幅为 $2P_i|\cos(k_1 x)|$。也就是说，位置 x 处随时间变化的波可以表示成 $[2P_i|\cos(k_1 x)|]\cos(\omega t)$。该声波由入射波及反射波形成，称为驻波（standing wave），由于波是重叠的，可以视其为静止不动的，不向任何方向扩散。例如，在 $x = 0, -\lambda_1/2, -\lambda_1, -3\lambda_1/2, \cdots$ 处，声压为 $2P_i \cos(\omega t)$，在 $x = -\lambda_1/4, -3\lambda_1/4, -5\lambda_1/4, \cdots$ 处，声压总为 0。使时间发生变化（每 1/8 个周期），以距离 x 为变量对声压进行计算，可得到如图 2.36(a) 和 (b) 所示的结果。图 2.37 所示的驻波以距离 x 为变量，显示该位置最大声压的振幅。

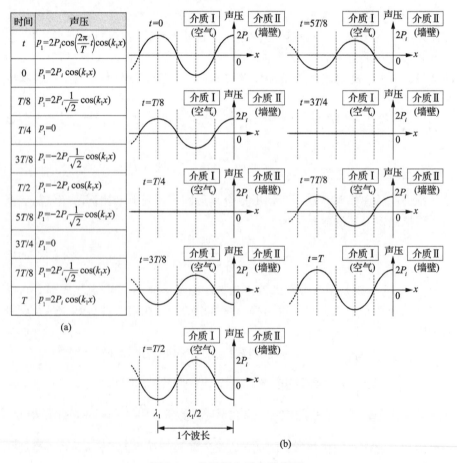

图 2.36　各时刻介质 I 的声压

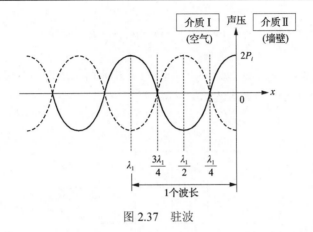

图 2.37　驻波

练 习 题

问题 2.1　证明正弦波的加法运算 $x(t)=A\sin(\omega_0 t+\alpha)+B\sin(\omega_0 t+\beta)$，可以表示为

$$x(t) = \sqrt{A^2 + B^2 + 2AB\cos(\beta - \alpha)}\,\sin(\omega_0 t + \varphi)$$

$$\varphi = \arctan\left(\frac{A\sin\alpha + B\sin\beta}{A\cos\alpha + B\cos\beta}\right)$$

问题 2.2　证明波形(图 2.20(c))的傅里叶级数的系数，可以表示为

$$\frac{a_0}{2} = 0$$

$$a_n = \frac{2A}{T}\frac{1}{1-\left(\dfrac{n\omega}{\omega_0}\right)^2}\frac{1-\cos(n\omega N T_0)}{\omega_0}$$

$$b_n = \frac{2A}{T}\frac{1}{1-\left(\dfrac{n\omega}{\omega_0}\right)^2}\frac{-\sin(n\omega N T_0)}{\omega_0}$$

并且，a_n、b_n 可以表示为式 (2.24)。

问题 2.3　用傅里叶级数对图 2.38 中的周期函数 $x_1(t)$ 进行展开。

(1)证明展开形式如下：

$$x_1(t) = \frac{4A}{\pi}\left[\sin(\omega t) + \frac{1}{3}\sin(3\omega t) + \frac{1}{5}\sin(5\omega t) + \cdots\right]$$

（2）分别绘制 $x_1(t)$ 近似到傅里叶级数展开的第二项及第三项时的波形。图 2.38 为 $f = 500\text{Hz}$ 的矩形波。

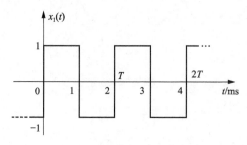

图 2.38　频率为 500Hz 的矩形波

问题 2.4　在 x 方向行进的平面波的波动方程可以用下述公式表示：

$$\frac{\partial^2 \phi}{\partial x^2} = \frac{1}{c^2}\frac{\partial^2 \phi}{\partial t^2}$$

（1）证明以 $\omega t - kx$ 及 $\omega t + kx$ 为变量的任意函数

$$\phi = F_3(\omega t - kx) + F_4(\omega t + kx)$$

是波动方程的解。

（2）以正弦波传递时，速度势可以表示成

$$\begin{aligned}\phi &= A_1 \sin[k(ct - x)] + A_2 \sin[k(ct + x)]\\ &= A_1 \sin(\omega t - kx) + A_2 \sin(\omega t + kx)\end{aligned}$$

证明这个速度势是波动方程的解。根据 ϕ 可求出声压及粒子速度。

（3）分别用周期及波长表示角频率及波数时，证明速度势

$$\phi = A_1 \sin\left[2\pi\left(\frac{t}{T} - \frac{x}{\lambda}\right)\right] + A_2 \sin\left[2\pi\left(\frac{t}{T} + \frac{x}{\lambda}\right)\right]$$

也可以作为波动方程的解。

问题 2.5　在体积密度为 ρ、声速为 c 的介质中，设沿 x 方向传播的正弦平面声波为

$$p = P\cos(\omega t - kx + \theta)$$

证明该声波的强度可以表示为

$$I = \frac{1}{\rho c}\left(\frac{P}{\sqrt{2}}\right)^2$$

问题 2.6　如图 2.35 所示，证明：

(1) 边界面声压的反射系数和透射系数可以表示为式 (2.154) 和式 (2.155)。

(2) 粒子速度的反射系数和透射系数，若用声压的反射系数 (R) 表示，可以得到

$$\frac{v_r(x=0)}{v_i(x=0)} = \frac{-k_1 A_r}{k_1 A_i} = -\frac{A_r}{A_i} = -R, \quad \frac{v_t(x=0)}{v_i(x=0)} = \frac{k_2 A_t}{k_1 A_i} = 1 - R$$

问题 2.7　假设介质 Ⅰ、Ⅱ 中声压的反射系数为 R，那么式 (2.141) 中入射到介质 Ⅰ 上的正弦波的声强可以表示为

$$I_i = \frac{(\overline{p_i})^2}{\rho_1 c_1} = \frac{(\rho_1 A_i \omega)^2}{2\rho_1 c_1} \ (\mathrm{W/m^2})$$

(1) 证明此时的反射声强可以表示为

$$I_r = |R|^2 I_i \ (\mathrm{W/m^2})$$

其中，介质 Ⅰ 的声阻抗为 $\rho_1 c_1$。

(2) 证明介质 Ⅱ 的透射声强为

$$I_2 = I_t = \left(1 - |R|^2\right) I_i \ (\mathrm{W/m^2})$$

此时

$$I_i = I_r + I_t$$

其中，介质 Ⅱ 的声阻抗为 $\rho_2 c_2$。

问题 2.8　如图 2.39 所示，将半径为 a 的振动板一面固定为刚体，另一面施加振动。

当平面振动板以 $V_0 \sin(\omega t)$ (m/s) 前后振动时，微小面 $\mathrm{d}S = (x\mathrm{d}\phi)\mathrm{d}x$ 以速度

$V_0\mathrm{d}S\sin(\omega t)\,(\mathrm{m}^3/\mathrm{s})$ 伸缩体积，从而产生微小声源球面波。利用式 (2.84) 可求出中心轴上点 p 的速度势为

$$\mathrm{d}\phi = \frac{V_0 \mathrm{d}S}{2\pi r}\sin(\omega t - kr)$$

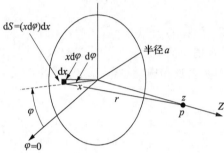

图 2.39　振动板

(1) 微小振动板 $\mathrm{d}S=(x\mathrm{d}\varphi)\,\mathrm{d}x$ 的速度势是正弦波的时间函数：

$$\mathrm{d}\phi = \frac{V_0 x \mathrm{d}x \mathrm{d}\varphi}{2\pi\sqrt{x^2 + z^2}}\sin\left(\omega t - k\sqrt{x^2 + z^2}\right)$$

证明点 p 在整个圆板上的速度势可通过对微小振动板的速度势在整个圆板上进行积分得到：

$$\phi = \int_S \mathrm{d}\phi = \frac{V_0}{k}\left[\cos\left(\omega t - k\sqrt{a^2 + z^2}\right) - \cos(\omega t - kz)\right]$$

(2) 证明中心轴上的声压可以表示成

$$p = \rho\frac{\partial\phi}{\partial t} = -\frac{\rho\omega V_0}{k}\left[\sin\left(\omega t - k\sqrt{a^2 + z^2}\right) - \sin(\omega t - kz)\right]$$

(3) 证明当 $z \gg a$ 时，中心轴上的声压可以用以下公式近似表示：

$$p = \frac{\rho\omega a^2 V_0}{2z}\cos(\omega t - kz)$$

参 考 文 献

[1] 波のサイエンス，ニュートン別冊，ニュートンプレス (2009.12)

[2] 西巻正郎: 電気音響振動学, コロナ社(1962)

[3] E. C. Jordan and K. G. Balmain: Electromagnetec Waves and Radiating Systems, Prentice Hall(1968)

[4] 吉井貞熙: 新音響・音声工学第 2 版, 近代科学社(2008.9)

第 3 章　声音的性质

本章对声音的种类、声波的性质及基本的物理量进行说明，并简要介绍听觉特性等声音特性。

3.1　声音的种类

一般所说的声音是指通过空气振动使人能够听到的声音。虽然个体间存在差异，但通常 20Hz～20kHz 频率的声音是能够被人听到的，因此将该频率范围的声音称为可听声。20Hz 以下的低频声称为次声波，人耳听不到的频率超过 20kHz 的高频声称为超声波。声音不仅能够在空气中传播，在墙壁及骨骼等固体物质中也能传播。这种情况下，声音(sound)不仅仅是指能够听到的声音，还可以解释为由压缩及振动引起的声压变化。作为声音、音乐等领域的术语，音(tone)是指由周期性振动或规则振动产生的声音，这样的声音与音质、音频、音量等相关。在表示声音的音调及音色时，采用"音"这个术语。

通常声音(可听声)的声压振幅和频率会随着时间变化。也就是说，声音具有频谱的时间变化特征，从具有一种频率的纯音到具有各种频率的复合音，基本上可以分为以下几种。

1. 纯音

纯音(pure tone，simple tone)是只有一种频率，且具有一定振幅的声音，其声压的波形为正弦波。调音时使用音叉发出的声音几乎都是纯音，例如，发出 A (La) 音的音叉表示 440Hz 的正弦波。而实际中很难听到完全的纯音，在使用扬声器对正弦波发射器的信号进行放大时，虽然包含谐波，但是接近于纯音。纯音经常被用于理论、测量和频谱分析等的比较中，也经常被作为标准音使用。

2. 复合音

复合音(compound tone)由不同频率的纯音构成，即由这些纯音的正弦波叠加形成的声音，在频谱中用线谱表示。最低的声频称为基频，频率为基频

2 倍、3 倍的分量分别称为二次谐波(第二次谐波)、三次谐波(第三次谐波)等。依此类推,频率为基频 n 倍的分量称为 n 次谐波。在音乐中,将基频的声音称为基音,将基频整倍数的声音称为倍音,将基音以外高频率的声音称为泛音。将频率加倍的声音称为 1 个高八度音,1 个低八度音的频率是其频率一半。乐器的声音是复合音。

(1)单音(single sound)是基频(f_1)与其整倍数($2f_1$, $3f_1$, $\cdots$)的频率分量构成的复合音。但是,各频率成分的声音振幅通常是不同的。单音多出现在乐器中,例如,"La"的单音通常以 220Hz 或 440Hz 为中心,具有其频率的一半及倍频,也就是具有八度音阶关系的频率成分。弦的振动中,最容易振动的模式是共振频率的基本振动,此外还存在整倍数频率的振动模式(图 3.1 和图 3.2,详情参见 4.1 节)。

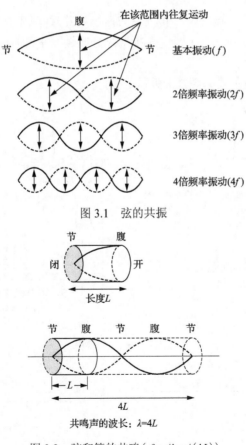

图 3.1　弦的共振

图 3.2　弦和管的共鸣($f=c/\lambda=c/(4L)$)

（2）和音（chord）在音乐术语中是指由两个或几个单音组合构成的声音。众所周知的有哆咪唆、唆拉西及拉哆咪的和音。用代码名表示和音的情况有很多，例如，由哆咪唆 3 个单音构成的和音用 C 表示，拉哆咪用 Am 表示。

几个（单）音相互融合构成协调的和音称为协和音（concordant combination of notes，consonant），不协调且不稳定的和音称为不协和音（dissonant chords）。

3. 冲击声

冲击声包括短时间内发出的声音、爆炸声、撞击声（impulsive sound）、碰撞声等，具有广泛的频率成分。物体掉落到地板上发出的声音是日常生活中冲击声的典型例子。

4. 噪声

噪声（noise）是指频谱内，其频率与振幅随着时间（不规则）变化而没有固定频谱的声音。特别地，在频谱内频率成分连续、平均振幅几乎一致的噪声被称为白噪声。

综上，声音的种类如图 3.3 所示。

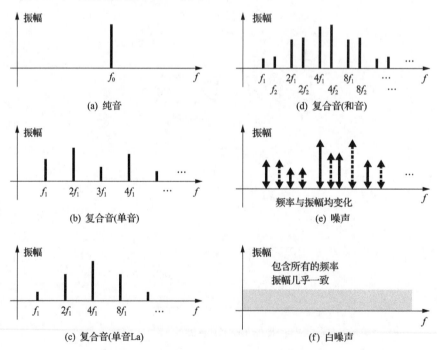

图 3.3　声音的种类

3.2　声音的频率

我们日常生活中听到的声音种类多种多样，只有一种频率成分构成的声音却很少，通常都是由各种各样的频率成分构成的。离我们最近的是人类发出的声音，在日常对话中能够感受到，女性的声音频率通常比男性高。声音包含多种多样的频率，且频率成分也随着时间而变化，因此仅以频率来区分不同特征是很困难的。针对这样的问题，可以通过绘制随时间变化的频率成分的声图进行分析。表 3.1 为典型可听声的频率范围。音叉发出 440Hz 的纯音，报时采用的是该频率。为了提升声音的穿透性，警报声采用了比较高的频率。听觉检查中，采用的是 1～4kHz 频率范围（详细检查时可达 8kHz）的声音，在改变声音等级的同时进行听力检查。

表 3.1　典型可听声的频率范围[1]

声音的种类	频率（或基频）
钢琴(88 键)	27.5Hz(最低声)、4186Hz(最高声)
电视、广播的噪声	50Hz(日本东部)或 60Hz(日本西部)
男声	90～130Hz(平均频率)
女声	250～330Hz(平均频率)
公交车的声音范围	82～392Hz
女高音的声音范围	262～1047Hz
报时	440Hz(低音)，880Hz(高音)
急救车	960Hz(高音：哔音)
（哔啵声）	770Hz(低音：啵音)
视觉障碍者信号机	1220Hz(高音：咔音)
（咔叩声）	980Hz(低音：叩音)
听觉检查信号(简易检查用)	1000Hz(低音)、4000Hz(高音)

乐器的音域广泛，从非常低频率的 20Hz 到高频率的 15kHz 左右，有各种各样频带的乐器。管风琴、钢琴、低音提琴等音域广阔，大提琴、小提琴以及长笛、短笛等则能产生较高频率的声音。

3.3　声波的性质与物理量

3.3.1　声波的性质

根据介质的不同，声波传播的方式也显示出了独特的性质。声速根据传播介质的不同而不同，并且还会随着温度的变化而发生细微的变化。声波在空气中及水中的传播速度分别是 330～340m/s 及 1440～1540m/s。不管是在空气中还是水中，在温度上升后，声速都会提高。密度高而材质硬的金属，如铝及铁中的声速约为 5000m/s。

不同介质的情况下，声波具有如下特征。

1. 反射及折射

声波倾斜射入两种具有不同声速的介质中时，具有与光相同的反射及折射的性质。如图 3.4 所示，入射角与反射角相同，即 $\theta_i = \theta_r$。有关入射角与折射角，遵从斯涅耳定律，即

$$\frac{\sin \theta_i}{\sin \theta_t} = \frac{c_1}{c_2} \tag{3.1}$$

成立。但是，c_1、c_2 分别是介质Ⅰ与介质Ⅱ的声速。假设式(3.1)中 $c_1 > c_2$，那么 $\theta_i > \theta_t$；若 $c_1 < c_2$，则 $\theta_i < \theta_t$。图 3.5 显示的是 $c_1 > c_2$ 时，入射的平面波通过折射透射的情形。图 3.5(a)中，$D_1\text{-}E_1\text{-}F_1$ 表示入射波到达介质边界时的波面，$D_3'\text{-}E_3'\text{-}F_3'$ 表示入射波通过介质Ⅰ后的波面。另外，透射波的波面如图 3.5(b)所示。声波在介质Ⅰ中行进距离 L_1 的时间与在介质Ⅱ中行进距离 L_2 的时间相等。存在 $\dfrac{L_1}{L_2} = \dfrac{c_1}{c_2}$ 的关系(参照问题 3.1)。

利用不同介质的折射作用，可以制作改变声音收敛与扩散等传播方向的声透镜。在空气中设置吸声材料，在声波接触到该材料后，入射声的一部分发生反射，剩余的进入吸声材料。该入射声波被墙壁反射后返回吸声材料上，一部分通过墙壁后扩散到空气中。这种入射、反射、透射反复进行，入射到吸声材料中的声能由反射的部分、被吸声材料吸收的部分、透过吸声材料扩散

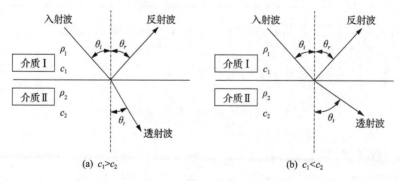

图 3.4　声波的反射与折射(斯涅耳定律)

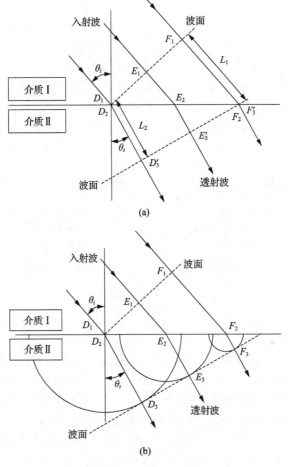

图 3.5　入射波与透射波的波面$(c_1 > c_2)$

到空气中的部分构成，且被吸声材料吸收的部分越大，吸声效果越好。为了减小透射量，可以使用隔声材料。

2. 散射

由于声阻抗不同，声波还会发生散射，当传输声波的介质中分布有与介质声阻抗不同的微小物质时，例如，空气中散布着小的反射物体时，声波就会被反射到多个方向上。这种现象称为散射(图 3.6)。

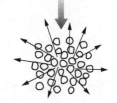

图 3.6　散射

3. 衍射

由于声波具有绕射的性质，即便是存在遮挡物也能够被听到。像这种声波从缝隙间发出，即便是存在遮挡物体，也会呈放射状扩散的现象，称为衍射。如图 3.7 所示，波长较短而频率较高时，声波的扩散及衍射较小，而波长较长且频率较低的情况下，声波的扩散及衍射较大。

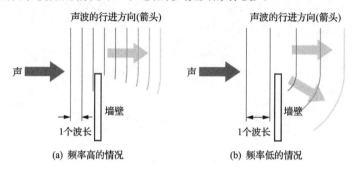

图 3.7　声波的衍射

3.3.2　大气压

地球上存在大气，由大气的重力产生的压力(压强)称为大气压(atmospheric pressure)，通常以常压(静止压)存在。众所周知，登上高山后，空气变得稀薄，大气压也随之降低，而海中加上水的重力，水下的压力会升高。

托里拆利(意大利)与帕斯卡(法国)利用水银柱，进行了大气压测量实验。结果发现 1m^2 存在 1.01325×10^5N 的力。也就是说，大气压为 1.01325×10^5N/m^2 (参照附录 C)。这与空中存在的大气产生的大气压(1 个大气压即 1atm)相等。压力的单位是帕斯卡(Pa)，定义为 1N/m^2=1Pa，1 个大气压为 1.01325×10^5Pa。气象中使用的单位是百帕(1hPa=10^{2}Pa)，从上述计算过程可知 1 个大气压约为 1013hPa。对表示大气压的单位进行总结，可得

$$p_0 = 1个大气压(1atm) = 1.01325 \times 10^5 \text{N/m}^2 = 1.01325 \times 10^5 \text{Pa}$$

$$1\text{Pa} = 1\text{N/m}^2 = 10\mu\text{bar} \tag{3.2}$$

声波是一种使气体振动的同时传递的(纵)波，也称为疏密波，气体的密度在声波的行进方向上交互变化。例如，正弦声波如图 3.8 所示，声压相对于传播方向在空间上表现为正弦波。声压与传播方向上位置 x 的关系可以表示为

$$p(x) = P\sin\left(\frac{2\pi}{\lambda}x + \alpha\right) \tag{3.3}$$

另外，声压随着时间的变化，形成正弦波，声压 p 以大气压 p_0 为中心，上下波动。在任意位置 x' 上，声压随着时间而变化，与时间 t 的关系可以表示为

$$p(t) = P\sin(2\pi f t + \beta) = P\sin\left(\frac{2\pi}{T}t + \beta\right) \tag{3.4}$$

其中，f 是正弦波的频率。

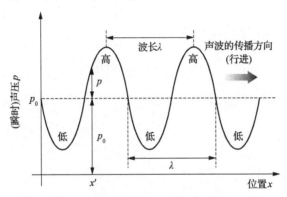

(a) 在空气中传播的正弦声波的声压

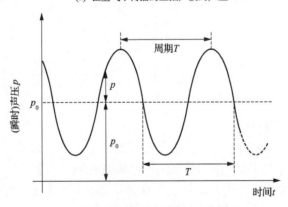

(b) 位置 x' 的(瞬时)声压随时间的变化

图 3.8　在空气中传播的声波(正弦波)的声压

3.3.3　声波的大小

声波随时间变化，因此采用有效值作为声压值(图 3.9)。这与交流电电压的概念一样。假设相对于大气压(常压)p_0 的变化部分为 p。声压 p 的有效值为

$$\overline{p} = \sqrt{\frac{1}{T}\int_0^T p^2(t)\mathrm{d}t} \quad (\mathrm{N/m^2 或 Pa}) \tag{3.5}$$

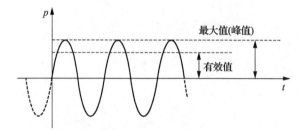

图 3.9　声压的有效值

若正弦波 $p(t)=P\sin(\omega t+\theta)$，有效值为

$$\overline{p} = \frac{P}{\sqrt{2}} \tag{3.6}$$

当声波由基波及二次谐波构成时，即

$$p(t) = P_1\sin(\omega t + \theta_1) + P_2\sin(2\omega t + \theta_2) \tag{3.7}$$

其有效值为

$$\overline{p} = \sqrt{\frac{1}{T}\int_0^T p^2\mathrm{d}t} = \sqrt{\frac{P_1^2}{2} + \frac{P_2^2}{2}} = \frac{\sqrt{P_1^2 + P_2^2}}{\sqrt{2}} \tag{3.8}$$

可以通过各频率的振幅求出。

　　声波的波形较为复杂，通常并不是周期波形，但是如果截取足够长的波形，并假设原始信号可以由该截取波形以周期的形式表示(图 3.10)，就可以展开成傅里叶级数的形式。此外，随着频率变高，频率成分的振幅会变小，因此，可以近似地展开到 N 次谐波：

$$p(t) = \sum_{n=1}^{\infty} p_n\sin(2\pi n f_0 t + \theta_n) \approx \sum_{n=1}^{N} p_n\sin(2\pi n f_0 t + \theta_n) \tag{3.9}$$

声压有效值可表示为

$$\overline{p} = \sqrt{\frac{1}{T}\int_0^T p^2(t)\mathrm{d}t} = \frac{\sqrt{p_1^2 + p_2^2 + \cdots + p_N^2}}{\sqrt{2}} \tag{3.10}$$

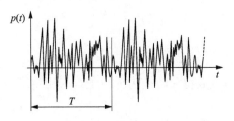

图 3.10　复杂的声波

声波通过介质的振动传播，因此可以将通过垂直于声波行进方向的单位面积的声功率 (I) 定义为声强 (sound intensity) (图 3.11)。

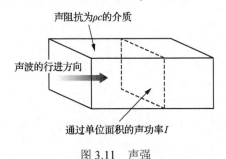

声阻抗为 ρc 的介质

声波的行进方向

通过单位面积的声功率 I

图 3.11　声强

换言之，声强是在单位时间内通过垂直于声波行进方向的单位面积的声能。能量的单位是焦耳 (J)，$1J=1N\cdot m$，$1W=1J/s$。

正如 2.3.7 节中已经说明的那样，声强可以直接根据声能理论求出。声波与电磁波及电路具有相似的性质，分析相互对应的公式后，发现声波的粒子速度及声压分别与电路的电流及电压对应。根据电流 I、电压 V、电阻 R 以及阻抗 Z 的关系可以推出功率 P 的公式，即 $P=I^2R=V^2/R(W)$。将该公式对应于粒子速度及声压后，可以得到

$$I = \frac{(\overline{p})^2}{\rho c} \ (\mathrm{W}/\mathrm{m}^2) \tag{3.11}$$

式 (3.11) 理解起来并不难。ρc 是介质的声阻抗，与电路的阻抗对应。常温下，空气的密度、声速分别是 $\rho_0 = 1.226\mathrm{kg/m}^3$、$c = 340\mathrm{m/s}$，可得到空气的声阻抗 $\rho_0 c \approx 420\mathrm{kg/(m}^2\cdot\mathrm{s})$。另外，由于最小可听声的声压 $\overline{p}_0 = 20\mu\mathrm{Pa} = 2\times10^{-5}\mathrm{Pa}$，最小可听声的声强 I_0 可表示为

$$I_0 = \frac{(\overline{p}_0)^2}{\rho_0 c} \approx 10^{-12} \ (\mathrm{W}/\mathrm{m}^2) \tag{3.12}$$

3.3.4 对数与分贝

不管是实际生活中常见的声音还是经过处理的声音，其声压范围都非常广泛，因此通常利用对数将其转换为分贝值，采用声压等级这样相对的术语来表现声音的大小。

1. 声压等级

设标准声压的频率为 1kHz，将人类能够听到的最小可听声的声压 $\overline{p}_0 = 20\mu\text{Pa}$ 作为标准值。假设测量目标或想要测量的声压为 $\overline{p}$，将该声压等级定义为

$$L_p = 20\lg\left(\frac{\overline{p}}{\overline{p}_0}\right) \text{ (dB)} \tag{3.13}$$

例如，10dB 的声音，其声压约是最小可听声的声压的 3 倍，20dB 对应的声压则为 10 倍。原因是假设 10dB 的声音的声压为 $\overline{p}$，由式(3.13)可以得到

$$20\lg\left(\frac{\overline{p}}{\overline{p}_0}\right) = 10, \qquad \lg\left(\frac{\overline{p}}{\overline{p}_0}\right) = \frac{1}{2}$$

得出

$$\frac{\overline{p}}{\overline{p}_0} = 10^{\frac{1}{2}} = \sqrt{10} = 3.16$$

同样 20dB 的声音可以根据

$$20\lg\left(\frac{\overline{p}}{\overline{p}_0}\right) = 20, \qquad \lg\left(\frac{\overline{p}}{\overline{p}_0}\right) = 1$$

得出

$$\frac{\overline{p}}{\overline{p}_0} = 10$$

2. 声强等级

将最小可听声的声强 $I_0 = 1\times10^{-12}\text{W/m}^2$ 作为标准值。假设测量目标或想要

测量的声强为 I，那么声强等级可以定义为

$$L_I = 10\lg\left(\frac{I}{I_0}\right) \tag{3.14}$$

标准值的声压等级、声强等级都是 0dB。另外，在同一气体中两者的值相同，即

$$10\lg\left(\frac{I}{I_0}\right) = 20\lg\left(\frac{\overline{p}}{\overline{p_0}}\right) \tag{3.15}$$

例 3.1　证明式 (3.15) 成立。

解　设大气中声阻抗为 $\rho_0 c$，最小可听声及目标声音的声压分别是 $\overline{p_0}$ 及 $\overline{p}$。此时，根据式 (3.11) 可得到最小可听声及目标声音的声强分别是 $I_0 = \dfrac{(\overline{p_0})^2}{\rho_0 c}(\mathrm{W}/\mathrm{m}^2)$ 及 $I = \dfrac{(\overline{p})^2}{\rho_0 c}(\mathrm{W}/\mathrm{m}^2)$。计算出声强等级，其与声压等级的关系如下：

$$10\lg\left(\frac{I}{I_0}\right) = 10\lg\left[\frac{\dfrac{(\overline{p})^2}{\rho_0 c}}{\dfrac{(\overline{p_0})^2}{\rho_0 c}}\right] = 10\lg\left[\frac{(\overline{p})^2}{(\overline{p_0})^2}\right] = 20\lg\left(\frac{\overline{p}}{\overline{p_0}}\right)$$

3. 声源的声功率及声功率等级

发出声音的源头称为声源，声源的功率（1s 产生的能量）$P(\mathrm{W})$ 称为声功率（acoustic power）。以 $P_0 = 10^{-12}\mathrm{W}$ 作为感知的标准值，P 相对于 P_0 的对数值可表示为

$$L_P = 10\lg\left(\frac{P}{P_0}\right)\ (\mathrm{dB}) \tag{3.16}$$

由此得到的是声功率等级（acoustic power level）。假设点声源（向自由空间）发射的声功率为 $P(\mathrm{W})$，距离声源 $r(\mathrm{m})$ 处的点的声强为

$$I = \frac{P}{4\pi r^2}\ (\mathrm{W}/\mathrm{m}^2) \tag{3.17}$$

声功率等级 L_P 与声强等级 L_I 的关系可以表示为

$$L_I = 10 \lg \left(\frac{I}{I_0} \right) = 10 \lg \left[\frac{\frac{P}{4\pi r^2}}{10^{-12}} \right] = 10 \lg \left(\frac{P}{10^{-12}} \cdot \frac{1}{4\pi r^2} \right) \tag{3.18}$$

由 $P_0 = 10^{-12}\mathrm{W}$，上述公式可以变形为

$$L_I = 10 \lg \left(\frac{P}{10^{-12}} \right) + 10 \lg \left(\frac{1}{4\pi r^2} \right) = L_{P_0} - 20 \lg(4\pi r) \tag{3.19}$$

在半自由空间(如在墙壁等平面上,向半空间辐射)的情况下,可以用式(3.20)计算:

$$I = \frac{P}{2\pi r^2} \ (\mathrm{W / m^2}) \tag{3.20}$$

3.3.5　声波的衰减(应用举例)

声波在传播过程中会使介质产生振动,振动的能量会一点点地消耗掉。另外,由于实际中声波存在扩散及散射,随着远离声源,声压也会减小。这里要考虑的是,超声波照射生物体后对组织形成影像时的衰减。

假设深度(距离)为 x,随着深度的增大(距离越来越远),声压以指数函数递减,声压可以表示为

$$p = A\mathrm{e}^{-\alpha x}$$

如图 3.12 所示,深度(距离) x_1 处 $p_1 = A\mathrm{e}^{-\alpha x_1}$, x_2 处 $p_2 = A\mathrm{e}^{-\alpha x_2}$ 。

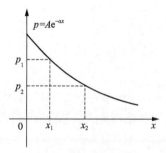

图 3.12　衰减曲线

以自然常数为底作对数，计算衰减比，可以得到

$$N = \ln\left(\frac{p_1}{p_2}\right) = \ln\left(\frac{Ae^{-\alpha x_1}}{Ae^{-\alpha x_2}}\right) = \ln\left[e^{\alpha(x_2 - x_1)}\right] = \alpha(x_2 - x_1) \tag{3.21}$$

其单位为奈培(Np)。众所周知，生物体内声波的衰减与频率有关，并且已经在实验中证实衰减常数 α 与频率大致成正比。

将 $\alpha = \alpha_0 f$ 代入上述公式后，得到

$$N = \alpha(x_2 - x_1) = \alpha_0 f(x_2 - x_1) \ (\text{Np}) \tag{3.22}$$

当超声波频率的单位为 MHz、距离的单位为 cm 时，衰减常数 α_0 的单位是 Np/(MHz·cm)。另外，衰减比用分贝表示，可得到 $20\lg(p_1/p_2)$ (dB)，Np 与 dB 的关系可以表示为

$$20\lg\left(\frac{p_1}{p_2}\right) = 8.686N \ (\text{dB}) \tag{3.23}$$

根据该比例，可得到 1Np=8.686dB。

频率依赖性衰减(frequency dependent attenuation，FDA)公式可以表示为

$$\text{FDA} = 20\lg\left(\frac{p_1}{p_2}\right) = 8.686N = 8.686\alpha_0 f(x_2 - x_1) \tag{3.24}$$

该 FDA 值与频率及距离成比例。比例常数为 $8.686\alpha_0$ 通常称为用分贝表示的频率依赖性衰减常数(单位为 dB/(MHz·cm))。

假设 $x_1=0$、x_2 是距离(深度)，且满足 $x_2=x$，那么有

$$\text{FDA} = 20\lg\left(\frac{p_1}{p_2}\right) = 8.686N = 8.686\alpha_0 fx \tag{3.25}$$

例如，假设频率依赖性衰减常数为 0.5dB/(MHz·cm)，频率固定，那么 FDA 与深度成比例，可以表示成一条直线。若以频率为参数，FDA 如图 3.13 所示。

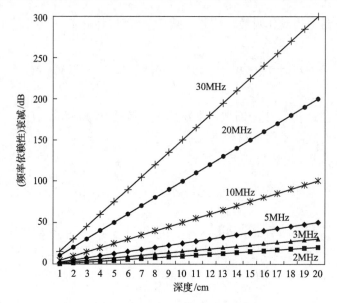

图 3.13　生物体组织内的频率依赖性衰减

（频率依赖性衰减常数为 0.5dB/（MHz·cm））

3.4　听　觉　特　性

3.4.1　刺激与感知

　　我们日常生活中受到来自周围各种各样的刺激（激励）。那么，刺激与实际感知之间具有什么样的关系与规律呢？现在已经明确的是，欧姆与亥姆霍兹（Ohm-Helmholtz）发现了"人的耳朵具有分析频率的能力"。这说明人在听到非纯音时，耳朵具有将不同的频率成分分解（发挥过滤器的作用）来分辨声音的能力，当各频率成分的振幅不同时，能够感受到不同的音质。

　　对于音质与感知，有韦伯-费希纳（Weber-Fechner）定律。通常连续地给予刺激时，感知到差异的概率是 50%的变化幅度，被称为辨别限度。韦伯通过辨别重量的实验，发现了"辨别限度 ΔS 与刺激量 S 成比例"的定律。用公式表示就是 $\Delta S = kS$，也就是

$$\frac{\Delta S}{S} = k \tag{3.26}$$

k 为韦伯比。

费希纳推导出了韦伯比 k 不是常数，而是与感知量 R 的变化量 ΔR 成比例。将给予刺激的声压 P 设为激励，激励与感知量 R 的关系可以用下述计算公式表示。当声压由 P 增加到 $P+\Delta P$ 时，感知量由 R 增加到 $R+\Delta R$。也就是说，相对于激励的增大值 ΔP，当感受到声压增大时，感知会发生变化，当变化量达到 ΔR 时，费希纳得出

$$\frac{\Delta P}{P} = k\Delta R \tag{3.27}$$

式(3.27)可以表示为

$$\Delta R = K\frac{\Delta P}{P} \tag{3.28}$$

假设 ΔP、ΔR 很小，能够感知的最小激励 P_0 下感知量为零，那么微分方程可以表示成

$$\frac{\mathrm{d}R}{\mathrm{d}P} = K\frac{1}{P} \tag{3.29}$$

求解后，得到

$$R = K\ln\left(\frac{P}{P_0}\right) \tag{3.30}$$

但是，实际的 K 值随着频率与声压的变化而变化。这个定律称为韦伯-费希纳定律。式(3.30)表示感知量 R 与激励(这里为声压)的对数成比例。那么，当声压激励增加到 2 倍、4 倍、8 倍，即

$$P = 2P_0, \quad P = 4P_0 = 2^2P_0, \quad P = 8P_0 = 2^3P_0$$

时，计算其对应的感知量，可以得到 $K\ln2$、$2K\ln2$、$3K\ln2$，可知感知与激励成比例增大。

3.4.2　声压敏感度

人类能够听到的声音频率(可听频率)范围是 20Hz～20kHz。频率在 20kHz 以上无法听到的高频声称为超声波(ultrasound)，频率在 20Hz 以下听不到的低频声称为次声波(infrasound)。次声波由台风、雷鸣、火山喷发等自然现象产生，同时也可由工厂、建筑工地、机场、交通工具等社会发展的产物引起。

　　人类以外的生物，如蝙蝠能够发出 50～60kHz 的超声波，利用超声波能够灵敏地获知障碍物与飞虫的位置及动向。海豚也使用超声波。生活在热带草原上的大耳狐能够听到 50kHz 的超声波，用来捕捉地下的昆虫及小动物。大象能够发出 5～10Hz 人类听不到但是能够向远方传播的次声波，通过这种方式与同类交流。

　　听觉除了能够识别声音的频率，还能够听出声音的大小。频率发生变化后最低可听值(大小)也发生变化，能够听到的最低值(大小)约为 20μPa。而对于较大的声音，其最高可听值为 20Pa，超过这个值的声音会给耳朵带来损伤。即便如此，与大气压 0.1MPa 相比，可听声的声压还是很小。

　　耳朵的敏感度因人而异，弗莱彻(Fletcher，20 世纪 30 年代)测量的可听声范围如图 3.14 所示。

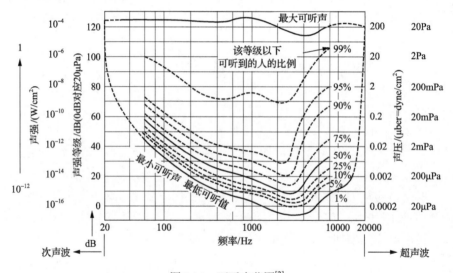

图 3.14　可听声范围[2]

　　声音的物理量大小与感知量大小具有什么样的关系呢？这与声音频率也有关系。接下来通过图 3.15 对实际生活中如何处理感知量的大小进行说明。将目标声音与 1kHz 的纯音进行比较。对 1kHz 纯音的声压进行调整，感知与目标声音相同大小的纯音的声压用 dB 表示，该值就是目标声音的大小，单位为 phon。

　　由于耳朵对频率的敏感度不同，在听到各种各样频率的声音后，将大小相同的声音(听觉判断)的实际声压制作成分布曲线，该曲线称为等响曲线(等感知量曲线)(图 3.15)。该曲线被 ISO 标准进行了标准化,以频率为横轴,以听觉上相同大小的实际声压为纵轴,形成等高线。在相同响度值(phon)的曲线上,可以听到相同大小的声音。

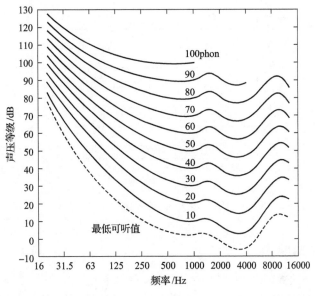

图 3.15　等响曲线[3]

观察等响曲线可以发现,某频率下 40phon 的声音听起来与标准纯音的声压(40dB)相同,而该频率的实际声压比 40dB 高。通常对于声压较低的声音,耳朵的敏感度较低,如果不提高声压,就听不出与 1kHz 的纯音一样大。另外,在较高的频率范围(日常经常听到 1~5kHz 的声音)3~4kHz 附近,声压等级下降,灵敏度提高。频率进一步升高后,与低频时一样,如果不提高到标准 1kHz 的声压以上,就无法达到同样的声压大小,耳朵敏感度会降低。

对于可听频率的声音,以分贝为单位表示能够听到的声压等级的图称为听力图(audiogram),用于听力检查及助听器的调整。图 3.16 所示的听力图中,0dB 线是能够听清楚的标准等级,数值越高表示听力越差,通常需要同时对左右耳进行测量和比较。

随着年龄的增大,听力也会下降。尤其是频率越高越难听到。一般来说,同龄男性的听力也不如女性。

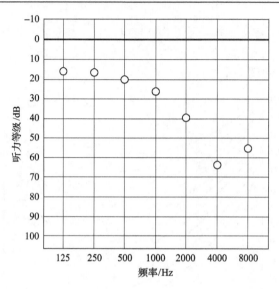

图 3.16　听力图

3.4.3　频率敏感度

　　虽然耳朵能感知到低频率的声音较低、高频率的声音较高，但是当频率达到 2 倍时，却感受不到声音加倍升高。也就是说，表示物理量的频率与表示声音高低的感知量(频率)并不存在比例关系。声音高低称为音调(pitch)，是音乐中经常使用的术语。图 3.17 是以 mel 为单位表示的感知频率与实际频率的关系曲线。

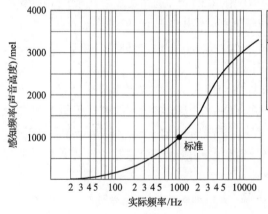

感知频率	实际频率
2000mel (2倍的标准频率)	3kHz
1500mel (1.5倍的标准频率)	2kHz
1000mel (标准频率)	1000Hz
500mel (一半的标准频率)	400Hz

mel 尺度的近似值(引用文献[4], p.25)

$$mel = \frac{1000}{\lg 2} \lg \left(\frac{f(Hz)}{1000} + 1 \right)$$

图 3.17　mel 尺度

　　以频率为 1kHz(1000Hz)、声压等级为 40dB(40phon)的纯音为标准，假设该声音的感知频率为 1000mel。如果将感知频率提升到 2 倍，则为 2000mel。同样当频率下降时，一半的感知频率为 500mel。

虽然 mel 尺度与音乐中的八度音阶并不一致，但是它通常用于计算机对声音的处理中。

对声音感知影响较大的参数是声音的大小与高低，此外也会受到声音发出的长度及"频谱的时间性变化"的影响。这些数值可以通过傅里叶变换进行分析，也可以采用声图进行测量。

音乐中通常使用音质或音色等这种感性用语。而这些用语的物理特征量正在逐渐明晰，而且仍在进行深入的研究。音乐具有治愈的效果，也被作为BGM（背景音乐）使用。音乐能够给人带来安全感及舒适感，能够缓解压力及消除不安。如果用在生产现场，还具有提升生产效率的作用。

3.4.4　掩蔽效应

掩蔽效应是指由于某些其他声音，导致听想要听到的声音能力下降的现象。当正在听 A 声时出现了 B 声，导致听 A 声出现了困难。B 声加强后，困难进一步加剧，最后完全听不到 A 声。也就是说，A 声被 B 声掩蔽。最小可听声的等级因干扰声而升高的现象被称为掩蔽（图 3.18）。这并不是由于注意听 B 声，导致听 A 声出现困难的心理现象，而是耳朵的识别敏感度下降的现象。掩蔽效应具有以下特征：

（1）掩蔽量受干扰声频率的影响，频率越接近，影响越大。频率相当接近时会出现共振现象，反而会使得掩蔽量下降。

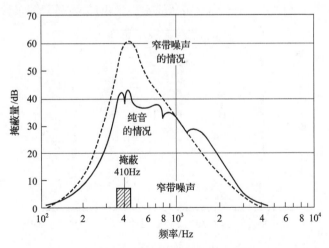

图 3.18　通过纯音与窄带噪声对纯音进行掩蔽时的掩蔽量[4]

(2)干扰声的声压越大,影响掩蔽量的频率范围越广。

(3)低音给高音带来的掩蔽效果比高音给低音造成的掩蔽效果大。

3.4.5　人声的频谱与功率

复杂声音的典型代表就是人声。随着时间的变化,其声压的振幅、频率都在不断变化。若想详细地观测并分析人声,可以采用以时间为横轴、频率为纵轴,以灰度表示频谱振幅的绘图方法,这种人声频谱随时间变化的图称为声图(sonogram)。人声的功率与声音的强度相同,单位是 W/m²。

除此以外,还测量了人声的瞬时功率(instantaneous power)、峰值功率(peak power)、短时间平均功率(mean power)、长时间平均功率(average power)等,作为人声的特征量使用。

3.4.6　噪声

生活中除了有治愈功能的音乐以外,还存在人工的无用噪声。噪声在日本工业标准(JIS)中定义为"令人不愉快或不希望听到的声音,以及其他的干扰声"。由于说话的等级在 50~70phon,听不清对话、影响听音乐、使耳朵感到痛苦、带来干扰的声音理所当然都是噪声。相对于声音的等级,噪声很多时候是由听者的心理或生理状态决定的,如是否以听为目的,听者不同,任何声音都有成为噪声的可能。即便是舒适且治愈心灵的声音,也可能会引起他人的不快,成为与健康、生活环境有关的噪声问题。典型的发声源有航空设备、施工、电车、汽车、广播车、宣传车、扬声器、音乐演奏、狗叫、鸡鸣等(图 3.19)。

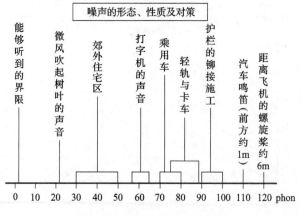

图 3.19　环境中的噪声等级[5]

　　噪声通常是指耳朵能够听到的20Hz～20kHz可听频率范围内声压等级较高会引起人们不愉快的声音。当声压非常大时，会让人听起来反感。频率在100Hz以下的噪声称为低频噪声，发声源主要有自然界的风、台风、雷鸣、火山喷发、波浪等的自然现象，以及建筑物的穿堂风等。在工业界主要有工厂、建筑及施工现场的机器设备、排风机的振动，机场(喷气式发动机)、铁路、汽车等的噪声。20Hz以下的次声波在这些自然现象及机器设备上也能观测到，即便听不到，也会产生振动给身体带来刺激。次声波(0.1～20Hz)中会给人带来不舒适感及对人的情绪造成影响的噪声称为超低频噪声。有关噪声对健康的影响，可以参照图3.20。但是，并不是所有的超低频声及低频声都与噪声相关，人体发出的低频声，如母体的心脏跳动声对胎儿及幼儿是一种很舒适的声音。另外，音乐中的低频声也是不可缺少的。

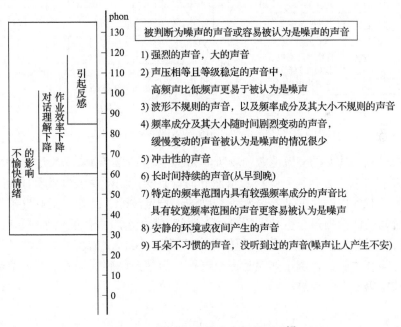

图 3.20　构成噪声的声音及其影响[5]

　　噪声中声压的大小是个关键的问题。对人耳的敏感度进行补偿，通过声压来测量噪声等级的仪器就是声级计(图3.21)。也就是说，声级计对频率的敏感度进行了权重补偿，经过敏感度补偿后所有频率的声音听起来是同样的大小。图3.21(a)显示的是噪声补偿特性。图3.21(b)是其特性曲线，显示了声级计的敏感度补偿特性。频率越低，声级计的敏感度越低。

噪声补偿特性(A特性)			
频率/Hz	补偿值/dB	频率/Hz	补偿值/dB
20	−50.5	1000	0
25	−44.7	1250	0.6
31.5	−39.4	1600	1
40	−34.6	2000	1.2
50	−30.2	2500	1.3
63	−26.2	3150	1.2
80	−22.5	4000	1
100	−19.1	5000	0.5
125	−16.1	6300	−0.1
160	−13.4	8000	−1.1
200	−10.9	10000	−2.5
250	−8.6	12500	−4.3
315	−6.6	16000	−6.6
400	−4.8	20000	−9.3
500	−3.2	特性的补偿值。补偿值参照标准JIS C 1509中的内容。	
630	−1.9		
800	−0.8		

(a)

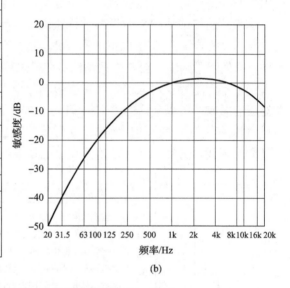

(b)

图 3.21　声级计的听力敏感度补偿(k 指×1000)

在设置大功率的交流电源的场所，50Hz 及 60Hz 或其二次谐波(100Hz、120Hz)有时候也被认为是噪声。自然界的低频噪声中，声压等级瞬时升高，有很多短时间内产生的冲击波和不规则的不稳定波形。另外，工业设备产生的长时间的低频噪声会引起人的身体不适等，可能会对身体健康造成影响(但是是否会引起疾病尚不明确)。超低频噪声是低于 20Hz 的噪声，通常是听不到的，与其说听到，倒不如说是由空气振动而使人体感到不适，如大型排风机的共振等发出的噪声。

练　习　题

问题 3.1　证明图 3.5(a)中的关系式 $\dfrac{L_1}{L_2} = \dfrac{c_1}{c_2}$ 成立。

问题 3.2　推导式(3.8)。

问题 3.3　证明单位 dB 与 Np 的关系如式(3.23)所示。

问题 3.4　对于频率依赖性衰减常数为 0.5dB/(MHz·cm)的生物体，使用

8MHz 的超声波探头时，用图表表示对深度 x 的往复衰减公式。其中，横轴 x 的范围是 0～10cm。

引 用 文 献

[1] 日本音響学会編: 音のなんでも小事典－脳が音を聴くしくみから超音波顕微鏡まで, 講談社(2004)

[2] H. Fletcher and W. A. Munson: Loudness, Its Definition, Measurement and Calculation, J. Acoust. Soc. Am., Vol. 5, pp. 82-108(1933)

[3] Y. Suzuki and H. Takeshima: Equal-loudness-level contours for pure tones, J. Acoust. Soc. Am., Vol. 116, pp. 918-933(2004)

[4] 古井貞熙: 新音響・音声工学, 近代科学社(2008)

[5] 竹内龍一: 音－その形態と物理－, NHK ブックス(1978)

参 考 文 献

[1] H. Fletcher and W. A. Munson: Relation between loudness and masking, J. Acoust. Soc. Am, 9, pp. 1-10(1937)

[2] H. Fletcher: Auditory Pattern, Rev. Med. Phy., 12, pp. 47-65(1940)

[3] D. W. Robinson and R. S. Dadson: A re-determination of the equal-loudness relations for pure tones, British J. Applied Physics, Vol. 7, pp. 166-181(1956)

[4] 甘利俊一監修/中川聖一, 鹿野清宏, 東倉洋一著: 音声・聴覚と神経回路網モデル, オーム社(1990)

第4章 声音的产生与检测

本章首先以典型的振动声的产生为例，从波的传递视角分析弦与管的振动；然后介绍基于电声转换的声音产生与检测方法。

4.1 声音的产生

自然界中存在各种各样的声音，形成原因也千差万别。既存在可听到的声音，也存在不可听到的声音。声音的产生源使得空气及介质振动，产生剧烈的压力等，形成能量。自然现象中声音的产生原理也是非常复杂的，单一的纯音并不存在。本章针对人们身边产生的声音进行分析。典型的例子就是乐器。若要发声，只需要想办法改变大气的压力即可。例如，在敲鼓时，鼓皮振动，带动周围的空气振动，大气压发生变化，产生声音。其中振动的不仅仅是鼓皮，还包含支撑鼓皮的鼓身部分的振动。偶尔拍打鼓身部分，会产生短且高的鼓声效果。通过分析鼓皮的振动，发现有鼓皮整体向内外运动的情况，也有一半鼓皮交替向内外振动的情况，根据所敲打位置的不同，会产生复杂的振动模态，从而发出独特的鼓声。敲击的发声源有铃铛及钟，这是与平面振动板不同的振动体。另外，音叉通过固有的振动，发出作为音高标准的纯音。弦乐器通过弦的振动发声，进而产生共鸣及谐振，使得气压发生变化。弦的材质、长度、粗细等也会引起声音的高低及音色的变化。吹奏乐器通过调整双唇吹出的空气使气流变化，利用气流变化及管的固有振动发声。实际的管乐器中，通过改变管的长度，或气缸及气孔的开闭也可以发出各种各样的声音。

这种直接发出独特声音的乐器在演奏中或构造上也是有界限的。因此，通常都会在乐器上附加拾音器元件及放大器对音量进行补充。另外，通过电子合成及播放，可以发出以往乐器所不能发出的多种多样声音的电子乐器也已问世。

通过电气及机械振动转换发声的典型设备是扬声器，由电气驱动振动板振动而发声。而麦克风在原理上是将机械振动转换为电信号的电子设备，在声音的检测与处理中是不可或缺的工具。

下面对摩擦引起弦的振动以及管的空气振动原理进行说明,对利用电气产生及检测声音的基本原理及方法进行说明;并针对超声波收发中使用的压电元件相关的基本情况进行说明。

4.2　振　动　声

在理解弦与管的振动的基础上,本节从理论上通过波动方程来讨论重要的固有振动问题。

4.2.1　弦的振动

固定橡胶块的两端,把橡胶块从中间拉开,就会发出声音。由于橡胶块的两端是固定的,其无法移动,可以观察橡胶块中央的振动。向水池中投入石块后,产生的波纹向池边传递,到达池边后发生碰撞,水波会产生折返,从水波的折返、山谷的回声等可以知道,同时存在向正向行进的波及向反向折回的波。

假设长度(距离)为 L 的两点之间固定有弦,下面根据弦的振动中产生的张力及存在的惯性力,推导出振动方程。

该方程在形式上与声波的波动方程相同,因此在这里就使用声波所用的方程(参照问题 2.4 及式(2.114))。由于存在无数个能够满足波动方程的解,有必要求出满足条件的解。首先根据固定弦的两端反射产生的波,可以得到如下公式。

(1)向 $+x$ 方向行进的波可表示成

$$A\sin\left[2\pi\left(\frac{t}{T}-\frac{x}{\lambda}\right)\right],\quad -A\sin\left[2\pi\left(\frac{t}{T}-\frac{x}{\lambda}\right)\right],$$

$$B\cos\left[2\pi\left(\frac{t}{T}-\frac{x}{\lambda}\right)\right],\quad -B\cos\left[2\pi\left(\frac{t}{T}-\frac{x}{\lambda}\right)\right]$$

(2)向 $-x$ 方向行进的波可表示成

$$A\sin\left[2\pi\left(\frac{t}{T}+\frac{x}{\lambda}\right)\right],\quad -A\sin\left[2\pi\left(\frac{t}{T}+\frac{x}{\lambda}\right)\right],$$

$$B\cos\left[2\pi\left(\frac{t}{T}+\frac{x}{\lambda}\right)\right],\quad -B\cos\left[2\pi\left(\frac{t}{T}+\frac{x}{\lambda}\right)\right]$$

　　这些波都是满足波动方程的解。并且根据解的性质，可知这些单独的解的和也是方程的解。例如

$$y_1 = A\sin\left[2\pi\left(\frac{t}{T} - \frac{x}{\lambda}\right)\right] + A\sin\left[2\pi\left(\frac{t}{T} + \frac{x}{\lambda}\right)\right]$$

$$y_2 = A\sin\left[2\pi\left(\frac{t}{T} - \frac{x}{\lambda}\right)\right] - A\sin\left[2\pi\left(\frac{t}{T} + \frac{x}{\lambda}\right)\right] \tag{4.1}$$

等也是波动方程的解。

　　要弄清哪个解与弦的振动对应，这种情况下由端点处的值(微分方程的边界条件)决定。例如，y_1 可以表示为

$$y_1 = 2A\cos\left(2\pi\frac{x}{\lambda}\right)\sin\left(2\pi\frac{t}{T}\right) \tag{4.2}$$

边界条件是指固定两端 $x=0$、$x=L$ 处的振幅必须为零。这个一般解不满足 $x=0$ 时振幅为零的条件，因此不构成该振动问题的解。y_2 可以表示为

$$y_2 = -2A\sin\left(2\pi\frac{x}{\lambda}\right)\cos\left(2\pi\frac{t}{T}\right) = 2A\sin\left(2\pi\frac{x}{\lambda}\right)\cos\left(2\pi\frac{t}{T} + \pi\right) \tag{4.3}$$

满足 $x=0$ 的边界条件。并且，由于在 $x=L$ 处，振幅必须为零，可以得到

$$\sin\left(2\pi\frac{L}{\lambda}\right) = 0 \quad 即 \quad 2\pi\frac{L}{\lambda} = n\pi, \ n = 0, 1, 2, \cdots \tag{4.4}$$

波长为

$$\lambda = \frac{2L}{n}, \ n = 0, 1, 2, \cdots \tag{4.5}$$

同样

$$y_3 = -A\sin\left[2\pi\left(\frac{t}{T} - \frac{x}{\lambda}\right)\right] + A\sin\left[2\pi\left(\frac{t}{T} + \frac{x}{\lambda}\right)\right] = -y_2$$

$$y_4 = B\cos\left[2\pi\left(\frac{t}{T} - \frac{x}{\lambda}\right)\right] - B\cos\left[2\pi\left(\frac{t}{T} + \frac{x}{\lambda}\right)\right]$$

也是振动方程的解。包含正弦及余弦的函数可以表示成

$$y_5 = y_3 + y_4 = -A\sin\left[2\pi\left(\frac{t}{T} - \frac{x}{\lambda}\right)\right] + A\sin\left[2\pi\left(\frac{t}{T} + \frac{x}{\lambda}\right)\right]$$
$$+ B\cos\left[2\pi\left(\frac{t}{T} - \frac{x}{\lambda}\right)\right] - B\cos\left[2\pi\left(\frac{t}{T} + \frac{x}{\lambda}\right)\right] \tag{4.6}$$

得到

$$y_5 = 2\sqrt{A^2 + B^2}\,\sin\left(2\pi\frac{x}{\lambda}\right)\sin\left(2\pi\frac{t}{T} + \theta\right), \quad \theta = \arctan\left(\frac{A}{B}\right) \tag{4.7}$$

满足 $x = 0$ 的边界条件。并且，由于该解在 $x=L$ 时必须满足振幅为零，可以得到 $\sin(2\pi L/\lambda)=0$。上述 y_2、y_3、y_4、y_5 的任一解在 $x=0$ 时都满足 $y=0$。并且在 $x=L$ 时振幅也必须为 0，因此当波长 $\lambda=2L/n$ 时，对应于 n 的波长 λ_n 可以表示为

$$\lambda_n = \frac{2L}{n}, \quad n = 1, 2, \cdots \tag{4.8}$$

这个公式的意思是在弦振动时，具有 $\lambda_1=2L, \lambda_2=L, \lambda_3=2L/3, \lambda_4=L/2, \cdots$ 的波长。其状态如图 4.1 所示。波长最长 ($\lambda_1=2L$) 时的振动频率作为基频，波长为 L 时的振动频率是基频的 2 倍。如此一来，虽然弦的振动中会产生基频及基频整数倍的声音(单音)，但实际上是以弦自身最容易产生共振的状态(频率：固有振动频率)进行振动。根据弦的材质不同，实际的基频及各频率的振幅也各不相同，通常两端固定的弦振动的公式可以表示成

$$y = \sum A_n \sin\left(2\pi\frac{x}{\lambda_n}\right)\cos(2\pi f_n t + \theta_n)$$
$$= \sum A_n \sin\left(2\pi\frac{x}{\lambda_n}\right)\cos(2\pi n f_0 t + \theta_n) \tag{4.9}$$
$$\lambda_n = \frac{2L}{n}, \quad n = 1, 2, \cdots$$

f_0 是基频，其振动公式为

$$A_1 \sin\left(2\pi\frac{x}{\lambda_1}\right)\cos(2\pi \cdot f_0 t + \theta_1)$$

　　倍音与其他谐波同样，能形成正弦波振动，式(4.9)表示将这些公式相加后是弦的振动[1]。

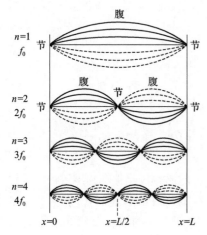

n	波长	各频率的正弦波振动
1	$\lambda_1 = 2L$	$A_1 \sin\left(2\pi \dfrac{x}{\lambda_1}\right)\cos(2\pi \cdot f_0 t + \theta_1)$
2	$\lambda_2 = L$	$A_2 \sin\left(2\pi \dfrac{x}{\lambda_2}\right)\cos(2\pi \cdot 2f_0 t + \theta_2)$
3	$\lambda_3 = 2L/3$	$A_3 \sin\left(2\pi \dfrac{x}{\lambda_3}\right)\cos(2\pi \cdot 3f_0 t + \theta_3)$
4	$\lambda_4 = L/2$	$A_4 \sin\left(2\pi \dfrac{x}{\lambda_4}\right)\cos(2\pi \cdot 4f_0 t + \theta_4)$

图 4.1　两端固定的弦的振动(共振)

4.2.2　管的振动(共鸣)

　　下面分析一端封闭、一端开放的管乐器。即便不是特别的乐器，对着打开的瓶口吹气也会发声。喇叭则是封闭的部分产生振动发声。产生的波引起空气的振动，也就是形成声波，通过管的共鸣发声。以长度为 L 的管作为此次分析的模型。由于声波的传播同样满足波动方程，也可以采用与弦的振动同样的分析。这种情况下，以 $x=0$ 的封闭端为节、$x=L$ 的开放端为腹的共鸣模式发出的就是基频的声音。也就是式(4.3)的

$$y = 2A \sin\left(2\pi \frac{x}{\lambda}\right)\cos(2\pi f t + \pi) \tag{4.10}$$

中，封闭一端的振动为零，开放端的振动达到最大。要满足该条件，必须有

$$\sin\left(2\pi \frac{x}{\lambda}\right) = \pm 1 \tag{4.11}$$

因此，满足

$$2\pi \frac{L}{\lambda} = \frac{\pi}{2}, \frac{3\pi}{2}, \frac{5\pi}{2}, \cdots$$

的波长决定了共鸣的频率。与这些频率相对应的波长分别为

$$\lambda_1 = 4L, \quad \lambda_2 = \frac{4L}{3}, \quad \lambda_3 = \frac{4L}{5}, \quad \cdots$$

因此，在管产生共鸣时，声波满足下述公式：

$$y = \sum A_n \sin\left(2\pi\frac{x}{\lambda_n}\right)\cos(2\pi f_n t + \theta_n), \quad \lambda_n = \frac{4L}{2n-1}, \quad n = 1, 2, \cdots \tag{4.12}$$

图 4.2 显示的是一端封闭、一端开放的管的共鸣，其中 f_0 是基频。

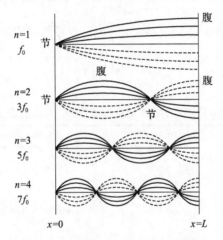

图 4.2　一端封闭、一端开放的管的共鸣

例如，长度为 17cm，一端封闭、一端开放的管，当 $c=f\lambda$ 时，可得到基频

$$f_0 = \frac{c}{\lambda_1} = \frac{340}{4L} = \frac{340}{4 \times 0.17} = 500\text{Hz}$$

例 4.1　证明一端封闭、一端开放的管中，$n=1,2,3,4$ 所对应的共鸣频率的模式如图 4.2 所示。

解

$$y = \sum A_n \sin\left(2\pi\frac{x}{\lambda_n}\right)\cos(2\pi f_n t + \theta_n), \quad \lambda_n = \frac{4L}{2n-1}, \quad n = 1, 2, \cdots$$

式中，$n=1,2,3,4$ 所对应的波长及各波长（频率）对应的正弦波共鸣公式如表 4.1 所示。例如，假设 $n=1$ 所对应的波长 $\lambda_1=4L$，那么共鸣的基频 $f_1(=f_0)$ 与声速 c 存在 $f_0 = \dfrac{c}{\lambda_1}$ 的关系。在其正弦波的共鸣公式 $A_1 \sin\left(2\pi\dfrac{x}{4L}\right)\cos(2\pi \cdot f_0 t + \theta_1)$ 中，$\cos(2\pi \cdot f_0 t + \theta_1)$ 的振幅 $A_1 \sin\left(2\pi\dfrac{x}{4L}\right)$ 表示管的声音空间分布，当 $x=0$ 时振幅为 0，$x=L$ 时振幅达到最大值，为 A_1。用该分布乘以正弦波的时间变化（–1 到+1 的变化）后，得到如图 4.2 所示最上边（$n=1$）的共鸣模式。当 $n=2$ 时，$\lambda_2 = \dfrac{4L}{3}$，$f_2 = 3f_0$，根据 $A_2 \sin\left(2\pi\dfrac{3x}{4L}\right)\cos(2\pi \cdot f_2 t + \theta_2)$，得到共鸣公式的最大值为 $x = \dfrac{L}{3}$，发生在 $x=L$ 时。$n=3,4$ 时也可以按照同样的方式进行分析。共鸣频率可以表示成 $f_n = \dfrac{c}{\lambda_n} = \dfrac{c}{4L}(2n-1) = (2n-1)f_1$。

表 4.1 $n=1,2,3,4$ 所对应的波长及各波长（频率）对应的正弦波共鸣公式

n	波长 λ_n	频率 f_n	各频率的正弦波共鸣
1	$\lambda_1=4L$	$f_1=f_0$	$A_1 \sin\left(2\pi\dfrac{x}{\lambda_1}\right)\cos(2\pi \cdot f_1 t + \theta_1)$
2	$\lambda_2=4L/3$	$f_2=3f_0$	$A_2 \sin\left(2\pi\dfrac{x}{\lambda_2}\right)\cos(2\pi \cdot f_2 t + \theta_2)$
3	$\lambda_3=4L/5$	$f_3=5f_0$	$A_3 \sin\left(2\pi\dfrac{x}{\lambda_3}\right)\cos(2\pi \cdot f_3 t + \theta_3)$
4	$\lambda_4=4L/7$	$f_4=7f_0$	$A_4 \sin\left(2\pi\dfrac{x}{\lambda_4}\right)\cos(2\pi \cdot f_4 t + \theta_4)$

4.3　电气与机械转换

　　包含原理在内，存在多种多样的电气、机械与声音的转换方式，而实现这些转换的元件、设备也有很多，在此仅对目前使用的基本方法进行说明。

4.3.1　电磁感应原理

　　为了分析和放大声音，必须将声压的振动转换为电信号。反过来，在将电信号转换成声音时，需要将电信号转换成机械振动。作为电气、机械转换元件不可或缺的麦克风和扬声器，就利用了磁铁及线圈的电磁感应作用。这里利用了重要的楞次定律(Lenz's law)，其内容是"闭合电路中感应电流的磁场总是阻碍引起感应电流的磁通量的变化"，还利用了法拉第电磁感应定律，其内容是"闭合电路中线圈产生的电压(电动势)与磁通量随时间的变化(磁通量对时间的微分)相等"。根据楞次定律可知线圈中电流的方向。根据法拉第电磁感应定律可知，线圈匝数越多，磁通量随时间变化量越大，得到的电动势越大。

如图 4.3(a)所示，在磁通密度为 $B(\mathrm{Wb/m^2})$ 的空间内放置"⊐"形的金属轨道与金属棒。金属棒以速度 $v(\mathrm{m/s})$ 向右移动，闭合回路中产生 $e(t)=BLv(\mathrm{V})$

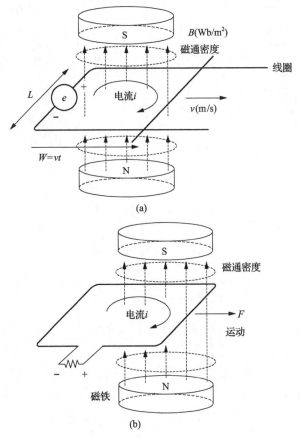

(a)

(b)

图 4.3　电磁感应原理

的电动势，电流按箭头方向流动。金属棒移动引起磁通密度发生变化，如图 4.3(b) 所示，线圈移动后，与线圈相交的磁通密度发生变化，在线圈上产生电压。若在线圈两端连接电阻，就可以检测出产生的电压。

4.3.2　电动型麦克风

电动型麦克风原理如图 4.4 所示，由磁铁及可动线圈构成，是一种在因声音而振动的板上移动线圈，并将产生的机械振动转换成电信号的设备。振动板左右移动时，线圈与移动相对应，会产生方向相反的电流。

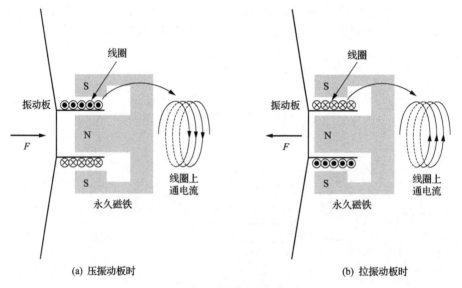

(a) 压振动板时　　　　　　　　　　　　　(b) 拉振动板时

图 4.4　电动型麦克风原理

向箭头方向按压振动板时，与振动板接触的线圈产生如图 4.4 所示的电流。符号⊗表示电流的流向，从图中可以理解为从纸张的表面向里面流动，而⊙表示的是从纸张的里面向外面流动的电流。若在线圈上连接电阻，可将机械振动转换为电压

扬声器(图 4.5)是将电能转换为机械振动的例子，与电动型麦克风的工作原理相反。也就是说，根据弗莱明定律，向线圈通电后，线圈产生的力带动振动板振动发声。弗莱明定律的内容是"向磁通密度为 B 的磁场中的导体施加电流 I，导体受到 $F=I \times B$ 的力"。虽然扬声器的作用是发声，但是若不考虑效率及性能因素，在原理上其也可以作为麦克风使用。

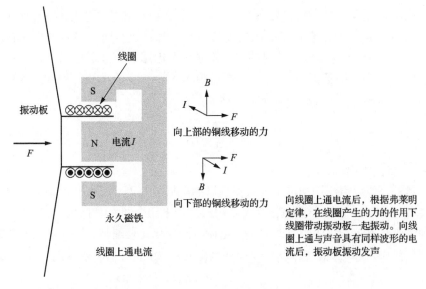

图 4.5 电动型扬声器原理

4.3.3 电容式麦克风

电容式麦克风是指没有可动部分的静电型麦克风,其构造如图 4.6(a)所示。这是一种通过振动板与固定电极形成电容器,从振动产生的电容变化中提取对应声压的电压的方法。电容式麦克风体积小且频率特性好,因此被广

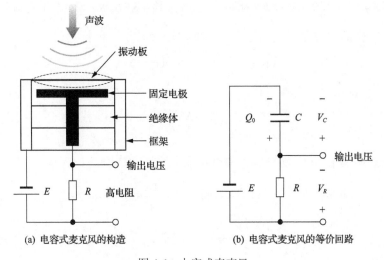

(a) 电容式麦克风的构造　　　　(b) 电容式麦克风的等价回路

图 4.6 电容式麦克风

泛应用于音频及广播的相关设备中，同时在声音检测传感器领域也应用很广。

图 4.6(a) 中，电容式麦克风内没有信号(声波)进入时，电容器内储存了 $Q_0=CE$ 的电荷(图 4.6(b))。此时的电容器电压及电阻电压分别是 $V_C=E$、$V_R=0$。

将麦克风的电极假设成一个平行板电容器(图 4.7)，其等价回路如图 4.7(b) 所示。面积 S、间距 d 的电容的容量为

$$C = \frac{\varepsilon S}{d} \ (\text{F}) \tag{4.13}$$

其中，ε 是电容率。

另外，假设声压增加使电容式麦克风的电极板厚度(间距)变薄，则电容量也会增加(图 4.8(b))，厚度由 d 变成 $d-\Delta x$)。由于闭合回路中的电阻比较大，在这种瞬变状态下，电流小且时间短，电荷量的变化比较细微。因此，电容器的电荷量与原来的电荷量大致相同，即便是电容量变化，分析时也可以视为不变。

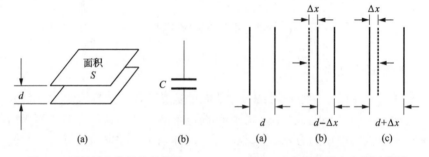

图 4.7　平行板电容器及其符号　　　　图 4.8　电极的厚度变化示意图

电容器的电容量增大后，电容器的电压会减小。也就是说

$$Q_0 = CE = (C + \Delta C)(E - \Delta V) \tag{4.14}$$

成立。当 $\Delta C \Delta V \approx 0$ 时，可得

$$\Delta V = \frac{\Delta C}{C} E \tag{4.15}$$

电容量只增加了 ΔC，而电容器的电压只减少了 ΔV。此时有

$$V_C = E - \Delta V = E - \frac{\Delta C}{C} E \tag{4.16}$$

由于闭合回路中有 $V_C + V_R = E$，电阻电压满足 $V_R = \dfrac{\Delta C}{C} E$。在此求电容的增量

ΔC，可得到

$$\Delta C = \frac{\varepsilon S}{d}\frac{\Delta x}{d} \tag{4.17}$$

（参照问题 4.2）。其中，Δx 表示电极变窄的间距（图 4.8(b)）。由式(4.17)可知，电容的变化量 ΔC 与电极间距的变化量 Δx 成比例。

相反，如图 4.8(c)所示，当声压引起电极的间距增大时，电容量减少，而电容的电压增加。这种情况下，电阻电压可以表示为 $V_R = -\dfrac{\Delta C}{C}E$（参照问题 4.3）。

随着电极间距的增减，电阻电压也随之发生变化，所以声压的变化就表现为电阻电压的变化。在此，对电容量呈阶段性变化的情况进行了分析，但对于实际的连续声音的细微声压变化，电容量的变化也较小，可以认为相对于连续声音的变化，电容量的变化也是连续的（参照图 4.9）。电阻电压也呈现出连续的变化。

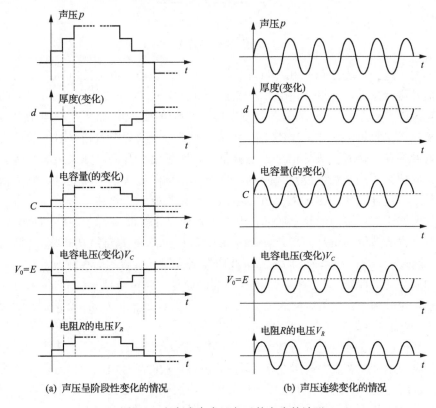

图 4.9　电容式麦克风各元件产生的波形

4.3.4　指向性麦克风

声音与抛物面的反射板接触后，声波向焦点聚集。如果将反射板朝向声音的方向，细小的声音也会被收音放大，因此具有指向性的功能(图 4.10)。

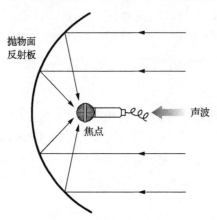

图 4.10　利用抛物面反射板的收音

为了进一步提高指向性，将麦克风排列后调整声波到达的时间差，对各电信号进行延迟，仅接收从指定方向上传递而来的声音。以间隔 p(m)排列的麦克风阵列如图 4.11(a)所示。声波来自麦克风阵列正面的情况下，与使用 1 个麦克风接收信号相比，如图 4.11 所示，用 5 个麦克风接收信号时，声波的电信号叠加，得到更大的信号。也就是说，灵敏度会升高。如果声波从倾斜的方向传来，那么对于麦克风阵列，声波先到达距离最近的麦克风，然后依次到达其他麦克风。由于麦克风的电信号是依次延迟后叠加，与单纯的直接叠加所产生的声波波形是不同的，也不具有相乘的效果。但是如图 4.11(b)所示，声波从满足 $p\sin\theta_s=\lambda$(通常 $p\sin\theta_s=m\lambda$，λ 为波长)的方向角 θ_s 传来(严格来说，是满足 $c=f\lambda$ 的频率为 f 的正弦声波)时，各麦克风接收到的声波信号相同，叠加后会变大(参照问题 4.4)。根据相同的原理，当声波从 $-\theta_s$ 方向传来时，灵敏度也会提高。使用这样的麦克风阵列，只要满足 $p\sin\theta_s=m\lambda$ 的条件，就会使正面、斜向($\pm\theta_s$)3 个方向的指向特性提升。

另外，为了使任意 θ 方向上的声波灵敏度达到最大，如图 4.12 所示，在麦克风与运算放大器中间插入延迟元件，调整声波的到达时间后再进行加法运算。最迟到达的麦克风上不连接延迟元件，声波最早到达的麦克风的延迟时间最长。最小延迟时间 T 只需要满足条件公式即可(参照问题 4.5)：

$$T = \frac{p\sin\theta}{c} \tag{4.18}$$

其中，c 为声速。

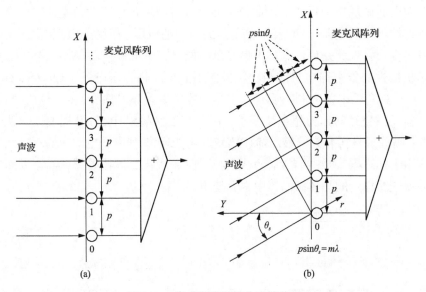

图 4.11　麦克风阵列接收声波信号

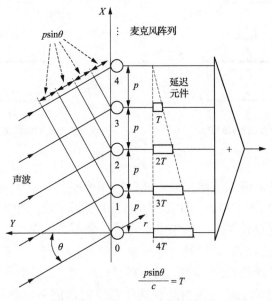

图 4.12　麦克风阵列构成的指向性麦克风（系统）

4.4　压电振动

向表面施加压力后，其表面及里面存在着产生正电荷及负电荷的物质。通过这种极化的电荷，可以提取到与压力对应的电压。相反，在施加电压后，会发生变形。也就是说，施加电信号后，能够产生机械振动(图 4.13)。这种显示机械性的压力与电气的相互转换作用的现象称为压电效应(piezoelectric effect)，具有压电效应的物质有像水晶一样的单晶体及陶瓷(多晶体)、高分子材料。陶瓷经常作为超声波振子使用，有锆钛酸铅(PZT)及铌酸锂、钛酸钡等；高分子材料有聚偏氟乙烯(PVDF)。在实际中利用压电效应的压电元件已应用于扬声器、声呐装置、点火(打火器)、汽化加湿器等领域，在以晶体作为振子的稳定的晶体振荡器中也有使用。

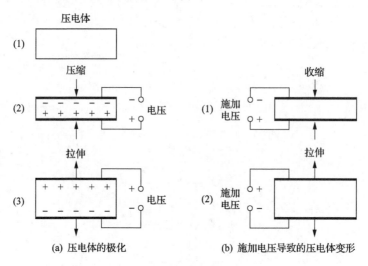

图 4.13　压电振动

向压电元件上施加电脉冲后，通过机械伸缩产生超声波，超声波向电极板的双向辐射(图 4.14)。在实际应用中，由于需要向一个方向发射声波，在振荡器的一侧设置缓冲材料来吸收声波，使得声波从另一侧发出。在半无限空间中，自圆形振动板发射的声波，声压分布在中心轴方向最强，随着偏离中心轴而降低(参照问题 2.8 中的(1)和(2))。为了更加详细地分析指向特性，有必要求出远离振动板的任意点的速度势，但是因篇幅所限，此处不再赘述。

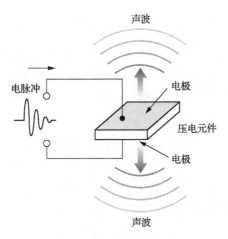

图 4.14　利用压电元件产生的超声波

练　习　题

问题 4.1　弦的振动中，振动方程

$$\frac{\partial^2 y}{\partial x^2} = \frac{\varepsilon}{T}\frac{\partial^2 y}{\partial t^2} = \frac{1}{c^2}\frac{\partial^2 y}{\partial t^2}$$

成立。当 $c=f\lambda$ 时，证明以下公式是振动方程的一般解。

(1) $y = A\sin\left[2\pi\left(\dfrac{t}{T} - \dfrac{x}{\lambda}\right)\right]$；

(2) $y_2 = A\sin\left[2\pi\left(\dfrac{t}{T} - \dfrac{x}{\lambda}\right)\right] - A\sin\left[2\pi\left(\dfrac{t}{T} + \dfrac{x}{\lambda}\right)\right]$；

(3) $y_4 = B\cos\left[2\pi\left(\dfrac{t}{T} - \dfrac{x}{\lambda}\right)\right] - B\cos\left[2\pi\left(\dfrac{t}{T} + \dfrac{x}{\lambda}\right)\right]$。

问题 4.2　图 4.7 中平行板电容器电极间距如图 4.8 所示，当电极间距发生变化时，试推导

$$\Delta C = \frac{\varepsilon S}{d}\frac{\Delta x}{d}$$

问题 4.3 在图 4.6 中，当声压使电极间距扩大时，电极的电容量减少，而对应的电容器电压增加。这种情况下，证明电阻电压 $V_R = -\dfrac{\Delta C}{C}E$。

问题 4.4 假设声波自满足 $p\sin\theta_s=\lambda$（通常 $p\sin\theta_s=m\lambda$，λ 是波长）的方向角 θ_s 传来（严格来说，是满足声速 $c=f\lambda$ 的频率为 f 的正弦声波），试用图 4.15 说明两个麦克风接收到的声波信号是相同的。

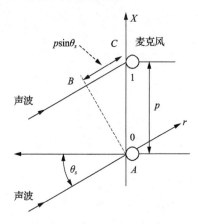

图 4.15 麦克风接收信号示意图

问题 4.5 在图 4.12 所示的麦克风阵列系统中，证明为了使其具有 θ 方向上的指向特性，延迟元件标准的延迟时间应为

$$T = \frac{p\sin\theta}{c}$$

引 用 文 献

[1] 吉井貞熙: 新音響・音声工学第 2 版, p.46, 近代科学社(2008. 9)

参 考 文 献

[1] 日本音響学会編: 音のなんでも小事典—脳が音を聴くしくみから超音波顕微鏡まで, 講談社(2004)

[2] 高橋清, 小沼義治, 国岡昭夫: センサ工学概論, 朝倉書店(1990)

[3] 前川守: 絵と音の世界, 岩波書店(1999)

第5章 声音的物理特性

本章针对声音的物理特性，如声速、衰减和非线性特性等进行说明。

5.1 声波的传播

声音以波动的形式传播。下面通过图 5.1 所示的弹簧模型说明声音是如何传播的。该模型中排列着无数个球，球的质量为 m，连接在弹簧中间，且两端连接在质量为零的硬板上。球的间隔比声波的波长小很多，且弹簧伸长的长度与力成正比。其实这是验证胡克定律成立的模型。另外，假设两端的板在静止压 P_0 的作用下从两边被按压，使弹簧的斥力与力能够维持平衡。接下来，左端板上的压力瞬间增加 Δp 时，也就是假设施加的力为 $P_0+\Delta p$ 时，从距离该板最近的弹簧开始向右依次传递 Δp 的压力。如图 5.1 的下部所示，其传递速度 c 为声速。如果将该图中的压力 $P_0+\Delta p$ 与 P_0 的边界称为波面，那么该波面显示出向右传递的特性。该波为前进波，是位置随时间变化的波。

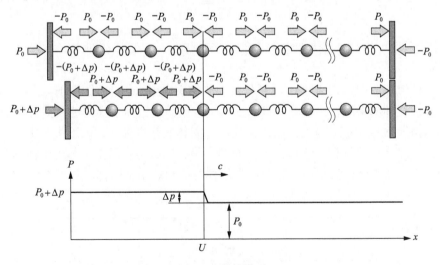

图 5.1 弹簧模型

如上所述，只要存在传播介质，声波就会传播。相反，假如没有介质，声波就不会传播。作为波动的性质，这一点是声波和很多与其具有共同点的光波与电磁波等存在的巨大差异。

5.2 声   速

如图 5.1 所示，波面随着时间的变化向 x 方向传播，如前所述，该波面的速度为声速，这里需要注意的是，被弹簧夹着的球移动，在传递向下一个球时，该球的移动速度与波面传播的声速不同。该球的移动速度称为粒子速度，这里的粒子并不是物理学上所说的由分子形成的固有物质，而是具有有限质量的抽象物质，在传播声波的弹性体内部随着波动移动。

上述弹簧模型中，弹簧柔软或坚硬，传播速度是不同的。人们的感觉也是，较硬的弹簧的速度更快。这个弹簧的硬度相当于声速传播介质的弹性模量，弹性模量越大，声速就越快。那么与球的质量有什么关系呢？通常大家都会认为，球的质量越重，传播速度越慢。体积相同的物体，质量越大，密度越大，根据式 (2.85)，声速可以用如下所示的声音传递介质的弹性模量 K 及密度 ρ 的关系式表示：

$$c = \sqrt{\frac{K}{\rho}} \tag{5.1}$$

该关系式与气体、液体、固体等物质形态无关，只要是弹性体，该公式就成立。

作为参考，表 5.1 给出了具有代表性的物质中声速 (纵波) 的例子。由表 5.1 可知，气体的密度较小，非常容易变形，也就是说，由于其弹性模量 K 非常小，声速值也很小。与气体相比，液体、固体的弹性模量逐渐增大，大致来说，声速有按照气体、液体、固体的顺序增大的趋势。而生物体处于液体与固体之间，在体内测试中也显示，生物体内的声速小于固体中的声速。

表 5.1 声速 (纵波)

物质相	物质名称	声速/(m/s)
气体	氢气 (20℃，1 个大气压)	1308
	空气 (20℃，1 个大气压)	343
	甲烷	430

续表

物质相	物质名称	声速/(m/s)
液体	水(20℃)	1481
	普通酒精(20℃)	1182
	甘油(20℃)	1928
固体	冰	3980
	橡胶(天然)	1500
	铁	5250
生物体	肝脏(人，24℃)	1570
	脂肪(人，24℃)	1476

5.3　声波的衰减

声波在实际物质内传播的过程中会发生衰减，声强减弱。根据原因不同，主要可以分为以下 3 种：

（1）扩散衰减；

（2）散射衰减；

（3）吸收衰减。

声波具有自声源开始呈球面状扩散传播的特性。因此，波面在传播过程中发生扩散，在远离声源的位置上，单位面积的能量减小。由此产生的衰减称为扩散衰减。

当比声波的波长小很多的反射体大量分布于声波的传输介质中时，由于这些反射体使声波向传播方向以外的地方散射，与上述分析结论相同，声波在传播方向上能量逐渐减小。该现象称为散射衰减。

上述两种情况中，虽然到达某一位置的声能减少，但是整体的声能总和是不变的。

吸收衰减是指由于传播介质的物理性质，主要是具有黏性特性等原因，导致声音的振动能量转换为热能，而出现减小的现象。若用弹簧模型来分析，可以理解为当球向前后移动时，周围存在黏性物质，摩擦导致球的动能转换为热能。

有关吸收衰减，如 3.3.5 节所述，假设传递距离 x(m) 为横轴，可以表示为

$$p = p_0 e^{-\alpha x} \tag{5.2}$$

该衰减常数 α 是传递介质所具有的固定值。由于衰减受到传播的超声波频率的巨大影响，通常情况下，在纵波中 α/f^2 根据物质不同会取固定值。综上所述，传播介质具有频率依赖性衰减的特性。

在气体的情况下，由于还受气压的影响，根据物质的特性，$p\alpha/f^2$ 取固定值。其中，p 是气体压力，温度满足一定条件，因此单位是 $\text{atm} \cdot \text{s}^2/\text{cm}$ 或 $\text{atm} \cdot \text{Np} \cdot \text{s}^2/\text{cm}$。

5.4 节将给出液体及固体具体的超声波衰减率，根据应用领域、目的和用途的不同，为了方便，这些数据的测量单位也不尽相同。液体中 α/f^2 取固定值，单位是 s^2/cm 或 $\text{Np} \cdot \text{s}^2/\text{cm}$。固体中除了使用 $\text{Np} \cdot \text{s}^2/\text{cm}$ 或简单的 s^2/cm 之外，由于声速在固体中的传播速度比在液体中快，也有使用对数衰减率 $\delta = \alpha\lambda$ 的情况。它表示传递 1 个波长时的衰减程度，单位是 $\text{Np} \cdot \text{s}^2$。同样，$1\mu\text{s}$ 时间内的衰减率使用的是 $\delta'(\text{dB}/\mu\text{s})$，也使用相反的单位 $\mu\text{s}/\text{dB}$。

在医疗中，特别是医用超声诊断装置使用的频率范围中，由于生物体组织的衰减率与频率成正比，通常用得比较多的单位是 $\text{dB}/(\text{MHz} \cdot \text{cm})$。下面针对这一点进行更详细的说明。根据引用文献[1]，在生物体组织等含化学反应的介质中传播的超声波，如图 5.2 所示，在特定的频率范围内 α/f^2 并不固定，能够看出变化，该频率范围与医用超声波中使用的数兆赫兹至数十兆赫兹一致。该频率范围内，超声波衰减率与频率成正比，即 α/f 取固定值。巧合的是，该频率范围与超声诊断装置经常使用的频率范围一致。

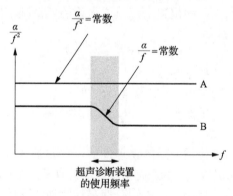

图 5.2　超声诊断装置使用的频率范围
A 为简单的介质，B 为含化学反应的介质

气体、液体、固体及生物体中的超声波衰减率的单位各不相同，因此直接比较起来并不是很方便。为了测量及使用的方便，在这里将对各单位进行

变换，将单位统一成 $Np \cdot s^2/cm$，并通过该方法大致分析各物质中超声波衰减率的不同。但是，由于各测量数据所依据的测量环境条件不同，并不能保证这些数值在完全相同的条件下进行比较。这里所说的比较，并不是针对每种物质的有效数字进行比较，而是为了理解"超声波衰减率在气体、液体、固体、生物体组织中大致不同"而进行的比较。

声音在代表性气体中的衰减率如表 5.2 所示。然而，在空气中，当频率高于 8kHz、相对湿度在 20%左右时，衰减率会变高，具有因湿度而变得复杂的特性。

表 5.2　声音在代表性气体中的衰减率

物质	温度/℃	衰减率 $\alpha/f^2/(Np \cdot s^2/cm)$
氮气(N_2)	25	1.737×10^{-13}
氧气(O_2)	25	1.960×10^{-13}
一氧化碳(CO)	18.7	4.92×10^{-13}
二氧化碳(CO_2)	16.6	26.6×10^{-13}
氢气(H_2)	20.9	31.1×10^{-13}
空气	42	1.71×10^{-13}

摘选自引用文献[2]。

对于液体，表 5.3 及图 5.3 中都给出了关于水更为详细的数据。声音在水中的衰减率受水压的影响，在这里仅给出 1 个大气压下的数据。可以发现，随着温度的升高，衰减率呈现出了快速减小的趋势。

表 5.3　声音在水中的衰减率

温度/℃	衰减率 $\alpha/f^2/(Np \cdot s^2/cm)$
0	57×10^{-17}
10	36.5×10^{-17}
20	25.6×10^{-17}
30	19.5×10^{-17}
40	14.8×10^{-17}
50	12.2×10^{-17}
60	10.4×10^{-17}
70	9×10^{-17}
80	8×10^{-17}
90	7.7×10^{-17}
100	7.4×10^{-17}

摘选自引用文献[2]。

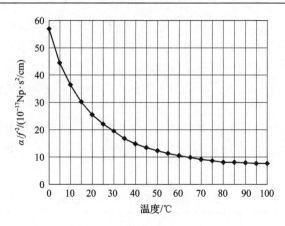

图 5.3　声音在水中的衰减率

对于其他液体，表 5.4 中给出了声音在亲水性的乙醇与疏水性的油中的衰减率。

表 5.4　声音在液体中的衰减率

物质名称	温度/℃	衰减率 $\alpha/f^2/(\mathrm{Np \cdot s^2/cm})$
乙醇	20	52×10^{-17}
蓖麻子油	20	4340×10^{-17}
橄榄油	21.7	1350×10^{-17}

摘选自引用文献[2]。

表 5.5 中给出了声音在固体中的衰减率。

表 5.5　声音在固体中的衰减率

物质名称	频率/MHz	$\delta/(\mathrm{\mu s/dB})$	声速/(m/s)	衰减率 $\alpha/f^2/(\mathrm{Np \cdot s^2/cm})$
玻璃	10	2.54	5440	83.3×10^{-17}
黄铜	10	3.8	4700	64.4×10^{-17}
铜	10	2.27	5010	101×10^{-17}

摘选自引用文献[2]。

在气体、液体、固体中，声音的衰减常数 α 为

$$\alpha = \beta f^n \tag{5.3}$$

其中，$n=2$。也就是说，传递介质固有的衰减率 β 为

$$\beta = \frac{\alpha}{f^n} = \frac{\alpha}{f^2} \tag{5.4}$$

但是，如图 5.2 所示，声音在生物体组织中的衰减常数如表 5.6 所示。在某一频率范围内，$n \approx 1$。

表 5.6　声音在生物体组织中的衰减常数

组织	衰减常数/(dB/cm)
脑	$0.61 f^{1.14}$
肝脏	$0.69 f^{1.13}$
心肌	$1.13 f^{1.07}$
肾脏	$0.61 f^{1.09}$
肌腱	$0.61 f^{0.763}$

摘选自引用文献[3]。

假设 $n=1$，所测量的各组织中的数据如表 5.7 所示。

表 5.7　声音在生物体组织中的衰减率

生物	组织	衰减率 α / f /(s/cm)	测量频率 f/ Hz	条件
人体	血液	0.2×10^{-7}	1.0	冷藏
人体	脑	1.05×10^{-7}	3.4	福尔马林固定
人体	肝脏	0.77×10^{-7}	3	死后 20h
人体	脂肪	0.45×10^{-7}	3.4	溶解后的
人体	头骨	24×10^{-7}	1.8	新鲜或固定

摘选自引用文献[2]。

从声音衰减的观点来分析各类物质，气体的 α / f^2 值为 $10^{-13} \mathrm{s}^2/\mathrm{cm}$，液体为 $10^{-17} \mathrm{s}^2/\mathrm{cm}$，可知与液体相比，气体中的声音衰减更大。用具体的例子进行比较，1MHz 的超声波在 1 个大气压、42℃的气体中传播 1cm 的距离时，如表 5.2 所示，由于 $\alpha / f^2 = 1.71 \times 10^{-13} \mathrm{Np} \cdot \mathrm{s}^2/\mathrm{cm}$，$\alpha = 0.171 \mathrm{Np/cm}$。换算成 dB 后，可得到 $\alpha = 0.171 \times 8.686 = 1.5 \mathrm{dB/cm}$，因此行进 10cm 出现了 15dB 的衰减。与此相对，40℃的水中的传播情况如表 5.3 所示，由于 $\alpha / f^2 = 14.8 \times 10^{-17} \mathrm{Np} \cdot \mathrm{s}^2/\mathrm{cm}$，1MHz 的超声波中 $\alpha = 14.8 \times 10^{-5} \mathrm{Np/cm}$。换算成 dB 后，可得到 $\alpha = 14.8 \times 10^{-5} \times 8.686 = 0.0013 \mathrm{dB/cm}$。行进 10cm 衰减 0.013dB，与空气相比，几乎未发生衰减。玻璃中的传播情况如表 5.5 所示，衰减率为 $83.3 \times 10^{-17} \mathrm{Np} \cdot \mathrm{s}^2/\mathrm{cm}$，比水稍大。

同样计算出在玻璃中传播 10cm 衰减 0.0723dB。但是这样很难与生物体组织中的衰减进行直接比较。在超声诊断装置等中使用的频率范围内，其衰减率与频率成正比。例如，1MHz 的超声波入射到人的肝脏（摘出）中，求得的衰减率为 $\alpha/f=0.77\times10^{-7}Np\cdot s/cm$，1MHz 的超声波中 $\alpha=0.077Np/cm$，换算成 dB 后，$\alpha=0.67dB/cm$，因此行进 10cm 衰减 6.7dB。这与在玻璃中行进 10cm 的衰减值 0.0723dB 相比，是一个很大的值。但是，当超声波的频率达到 10MHz 时，液体与固体以频率的平方衰减，玻璃中的衰减量也达到了 7.2dB，是无法忽视的。

根据比较条件的不同，虽然会发生各种各样的变化，但是在数兆赫兹的频率范围内，衰减的顺序依次是气体 ≫ 生物体组织>液体>固体。

5.4　反射、透射与折射

2.3.6 节中对介质的固有声阻抗进行了定义，说明在与该声阻抗不同的界面上产生了反射。在此将声阻抗表示为

$$z = \rho c \tag{5.5}$$

其中，z 为固有声阻抗；ρ 为密度；c 为声速。

5.4.1　垂直入射

假设声阻抗为 z_1 的介质 I 与声阻抗为 z_2 的介质 II 之间存在边界，且声波自介质 I 垂直入射到介质 II 中。这种情况下，声压的反射系数 R 与透射系数 T 的关系如式(5.6)和式(5.7)所示：

$$R = \frac{z_2 - z_1}{z_2 + z_1} \tag{5.6}$$

$$T = \frac{2z_2}{z_2 + z_1} \tag{5.7}$$

下面尝试求解具体的反射系数与透射系数。例如，假设平面波从水垂直入射到玻璃面上，水的固有声阻抗为 $1.5\times10^6 kg/(m^2\cdot s)$，玻璃的固有声阻抗为 $13.2\times10^6 kg/(m^2\cdot s)$，将这些值代入式(5.6)中计算，可得

$$R = \frac{13.2\times10^6 - 1.5\times10^6}{13.2\times10^6 + 1.5\times10^6} = 0.7959184 \approx 0.8$$

可知反射波以约 80%的入射波声压以及与入射波相同的相位发生了反射。

根据式(5.7)可求出透射系数为

$$T = \frac{2 \times 13.2 \times 10^6}{13.2 \times 10^6 + 1.5 \times 10^6} = 1.8$$

即以 1.8 倍的入射波声压发生透射。或许大家会觉得这很不可思议，但是从声能的观点来看，这并不矛盾。

接下来，假设声能的反射系数与透射系数分别为 R_p 与 T_p，可以表示为

$$R_p = R^2 = \left(\frac{z_2 - z_1}{z_2 + z_1} \right)^2 \tag{5.8}$$

$$T_p = \frac{4z_1 z_2}{(z_2 + z_1)^2} \tag{5.9}$$

用上述例子可以计算出二者的具体数值，得到

$$R_p = R^2 = (0.7959184)^2 = 0.633486 \approx 0.63$$

$$T_p = \frac{4z_2 z_1}{(z_2 + z_1)^2} = \frac{4 \times 13.2 \times 10^6 \times 1.5 \times 10^6}{(13.2 \times 10^6 + 1.5 \times 10^6)^2} = 0.366514 \approx 0.37$$

由此可知，$R_p + T_p = 1$，能量守恒定律成立。

另外，当声波从玻璃射入空气中时，声压反射系数为

$$R = \frac{4.15 \times 10^2 - 13.2 \times 10^6}{13.2 \times 10^6 + 4.15 \times 10^2} = -0.9999 \approx -1$$

$$T = \frac{2 \times 4.15 \times 10^2}{13.2 \times 10^6 + 4.15 \times 10^2} = 0.00006 \approx 0$$

反射系数的值为负，意思是反射波的相位与入射波相反。透射系数几乎接近于零，说明只有少量的声波发生了透射。上述内容以图来表示，如图 5.4 所示。声波自水中入射到玻璃表面上时，被分成了反射波与透射波。透射波在玻璃中的声速大于水中的声速，因此波长变长(但是频率不发生变化)，声压的振幅也变大。但是，自玻璃向空气中几乎没有发生传递，而是形成了反射波。而且 $R \approx -1$，说明反射波在边界面上，波形的极性发生了反转。

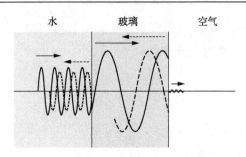

图 5.4　反射与透射

下面利用图 5.5 来说明在固有声阻抗差别很大的边界面上的反射波的定性
成像方法。图 5.5(a) 是 $z_1 \ll z_2$ 的情况，相当于振动理论中所说的波在自由端

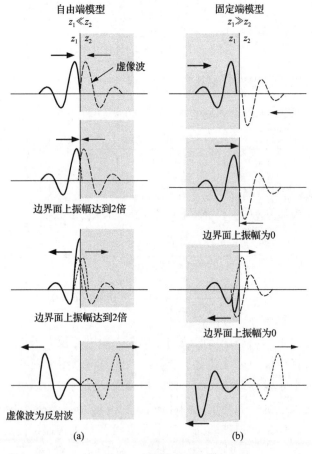

图 5.5　反射波的例子[4]

的反射。这种情况下，当 $R \approx -1$ 时，反射波与入射波发生同相反射，并且在与入射波相加的同时，反射波向与入射波相反的方向传播。这时，在边界面上设置镜子，设入射波左右反转后的波形为虚像波，那么当入射波朝着边界面前进时，虚像波也朝着边界面前进。并且，在入射波穿过边界面后，以边界面为界的对称虚像波也穿过边界面。此时的反射波的波形，是入射波与其虚像波的叠加。因此，其在边界面上的振幅是入射波的 2 倍，并且随着时间的推移，反射波与从镜面穿过的虚像波相同，向远离边界面的方向传播。

另外，当固有声阻抗 $z_1 \gg z_2$ 时，如图 5.5(b)所示。需要注意的是，这种情况下，虚像波是与入射波极性相反的波形，与图 5.5(a)的极性不同。当入射波透射过边界面后，虚像波也会透射过边界面，反射波位于边界面上，入射波与虚像波相互抵消，振幅变成零。也就是说，边界面被固定为零。相当于振动理论中所说的固定端振动。

透射波形成图 5.5(a)所示的自由端模型：

$$\lim_{z_2 \to \infty} T = \lim_{z_2 \to \infty} \frac{2z_2}{z_1 + z_2} = \lim_{z_2 \to \infty} \frac{2}{z_1 / z_2 + 1} = 2$$

虽然边界面上的振幅达到了 2 倍，但当 $z_2 = \infty$ 时，形成密度或声速无限大、几乎不发生振动的刚体模型，因此波不发生传递。如图 5.5(b)所示，固定端为 $z_2 = 0$ 时，形成密度或声速为零的模型，同样波也不会发生传递。

5.4.2　倾斜入射

入射波在倾斜射入介质不同的边界面时，透射波以与入射波不同的角度进行传递。该现象称为折射，此时的角度称为折射角。应该注意的是，折射并不一定发生在固有声阻抗不同的边界面上，而是发生在声速不同的边界面上。换句话说，即便是固有声阻抗不同，只要声速相同，也不会发生折射。从视觉上描述这个原理，如图 5.6 所示。图中显示的是声波自声速为 c_1 的介质传递到声速为 c_2 的介质中的状态。由于频率不依赖于介质，声速不同时波长也不同。该图描述的是 $c_1 > c_2$ 的情况，有 $\lambda_1 > \lambda_2$，其成立的条件是必须满足边界面上的声压相位相等，也就是说必须满足相位匹配条件。为了满足该相位匹配条件，就需要如图所示以角度 φ 产生折射。入射角与折射角的关系满足式(5.10)的斯涅耳定律(Snell's law)。

$$\frac{\sin\theta}{c_1} = \frac{\sin\varphi}{c_2} \tag{5.10}$$

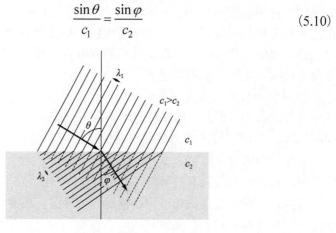

图 5.6　折射

　　斯涅耳定律同样适用于横波的情况。此外，当纵波倾斜地由气体射入固体、由液体射入固体、由固体射入固体时，在边界面上由于模式变换现象，纵波能量的一部分或全部转换为横波能量。该纵波、横波的反射角、折射角的关系也适用于式(5.11)的斯涅耳定律。图 5.7(a) 显示的是纵波入射时的反射角与折射角，图 5.7(b) 显示的是横波入射时的反射角与折射角。

$$\frac{\sin\theta_l}{c_{1l}} = \frac{\sin\varphi_l}{c_{2l}} = \frac{\sin\theta_s}{c_{1s}} = \frac{\sin\varphi_s}{c_{2s}} \tag{5.11}$$

其中，下标 l 是指纵波，s 是指横波。另外，由于纵波、横波的入射角与反射角相等，可得到 $\theta_l = \psi_l$ 或 $\theta_s = \psi_s$。

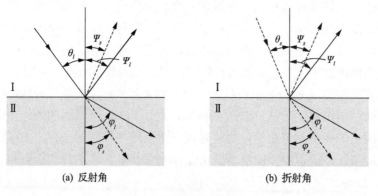

(a) 反射角　　　　　　　　　　(b) 折射角

图 5.7　反射角与折射角

如图 5.7(b)所示，当以 $\theta_s=\psi_s$ 的方式发生横波入射时，横波、纵波的反射角与折射角与图 5.7(a)的情况相同。

但是，每个波的强度根据入射角的角度呈现出复杂的变化，详情可参考引用文献[5]。

5.5　扩散与衍射

波具有扩散的性质。当声源是一个点或微小的球时，不难想象，声波呈球状散射并传递。那么从平板共振器发射的声波是如何传递的呢？在这里仍采用惠更斯(Christian Huygens)原理，考虑平板上排列大量点声源的模型，从这些点声源同时发射声波形成波面，从视觉上可以理解为平面波。其情形如图 5.8 所示。在这里需要注意的是平板共振器的顶端。由于声波在共振器的顶端以点声源扩散，在平面波的顶端产生球面波。可以将该顶端产生的波称为边缘波(edge wave)。但是，如果在平面波传递途中，设置一个声波遮挡板，由于平面波被遮挡板遮挡，可以认为在遮挡板的后方，未发生平面波的传递。但是实际上，如图 5.9 所示，可以看到声波自遮挡板的一端绕到后方的现象。这就是衍射现象，如同在遮挡板的顶端存在点声源，产生球面波，向遮挡板

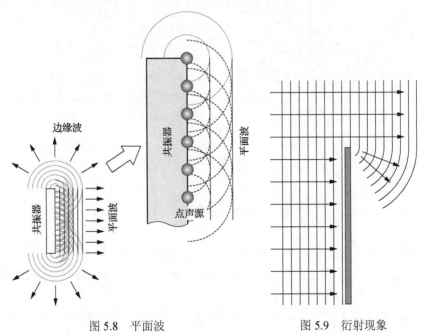

图 5.8　平面波　　　　　　　　　　图 5.9　衍射现象

的后方传递。这种衍射的程度取决于声波的频率，频率越低衍射程度越大，随着频率的升高，衍射逐渐减弱。由于衍射现象的存在，我们才能够听到隐藏在物体后面的动物的鸣叫声。

5.4 节描述了反射现象，其中提到当平面波射入固有声阻抗不同的两种介质边界面时，会引起反射。如果该边界面与平面波的行进方向平行，边界面就不会发生反射。例如，如图 5.10(a)所示，在水中放置金属细针等，与平面波的行进方向平行，细针就不会产生反射。然而实际上，能够看到针的顶端产生反射的现象。与物体平行行进的波达到物体的端点后，如同该位置存在一个点声源，会产生球面波。虽然通常这个现象不会被称为衍射，但可以认为是与衍射同样的现象。具体的例子有医用超声诊断装置，在超声引导下将穿刺针插入生物体组织时，虽然穿刺针的超声波图像看得并不是很清晰，但是却可以在画面上显示其前端高亮度的超声波图像。另外，如图 5.10(b)所示，利用超声波无损检测金属内部的龟裂时，同样可以检测到龟裂顶端的高亮度图像，这其实是同类的现象。

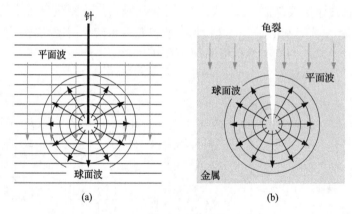

(a)　　　　　　　　　(b)

图 5.10　与衍射现象类似的现象

5.6　波的叠加与干涉

平面波向开有小孔的遮挡板传递时，在孔以外的位置，声波被遮挡，从孔中传出的声波并不是平面波，而是如同孔中存在点声源一样，呈球面波扩散。这就是 5.5 节所述的衍射现象。

当设置有两个这样的孔时，测量该遮挡板后方 l 位置处的声压，如图 5.11

所示，可以观测到以两个孔的间距 d 与声波波长 λ 为参数的函数间隔地重复声音的强弱状态。这就是自两个孔传出的声波相互干涉的特征。也就是说，在某个位置互相强化，而在某个位置由于波的相位相反而出现相互抵消，由此在空间内形成波的强弱分布。

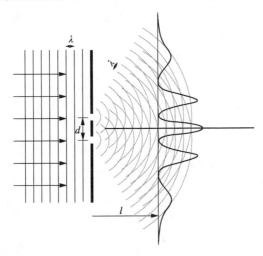

图 5.11　波的干涉

这是波动的重要特性，相反可以利用这种现象，用于验证波动的重要实验。

在光波的情况下同样可以观察到这种现象，可知光也具有波动的性质。并且，通过测量强弱的间隔，能够计算出波的波长。如图 5.12 所示，假设波在孔后方（x 方向）距离 l 位置处的垂直方向（y 轴）上形成波的干涉强弱带。此时

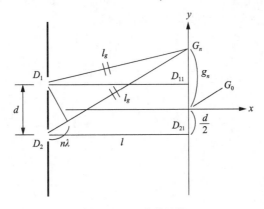

图 5.12　干涉的计算

假设 y 轴上干涉较强的第 n 个位置为 G_n，自 x 轴到该位置的距离用 g_n 表示。也就是说，设在 x 轴上的干涉峰位置为 G_0，y 轴上距离 g_1 的干涉峰位置为 G_1。那么，由于在 G_1 处波的相位一致，自两个孔 D_1 及 D_2 发出的波的相位正好相差 1 个波长（λ）并重合。也就是说，在第 n 个干涉峰位置 G_n 处相位偏移了 $n\lambda$。若从 D_1 到 G_n 的距离用 l_g 表示，D_2 到 G_n 的距离为 $l_g+n\lambda$。

根据 $\triangle D_1 D_{11} G_n$ 可得

$$l_g^2 = l^2 + \left(g_n - \frac{d}{2} \right)^2 \tag{5.12}$$

根据 $\triangle D_2 D_{21} G_n$ 可得

$$\left(g_n + \frac{d}{2} \right)^2 + l^2 = (l_g + n\lambda)^2 \tag{5.13}$$

对式(5.13)的平方项进行展开，可以根据式(5.12)的 l_g^2，求出其平方根

$$l_g = \sqrt{l^2 + \left(g_n - \frac{d}{2} \right)^2}$$

代入式(5.13)中，整理后可得

$$2g_n d = 2n\lambda \sqrt{l^2 + \left(g_n - \frac{d}{2} \right)^2} + (n\lambda)^2 \tag{5.14}$$

当 $n=0$ 时，$g_0=0$，那么可知 G_n 落在 x 轴上。

当 $n \geq 1$ 时，对式(5.14)的 g_n 进行整理，可得

$$\left[\left(\frac{d}{n\lambda} \right)^2 - 1 \right] g_n^2 + \frac{(n\lambda)^2 - d^2}{4} - l^2 = 0 \tag{5.15}$$

因此可得

$$g_n^2 = \frac{l^2 - \dfrac{(n\lambda)^2 - d^2}{4}}{\left(\dfrac{d}{n\lambda} \right)^2 - 1}$$

其中，满足 $\dfrac{d}{n\lambda} > 1$。

由于当 n=1,2,3 时，$\dfrac{(n\lambda)^2 - d^2}{4} \ll l$，可得

$$g_n \approx \frac{l}{\sqrt{\left(\dfrac{d}{n\lambda}\right)^2 - 1}} \tag{5.16}$$

可知式 (5.16) 中第 n 个干涉峰的位置是波长 λ、孔的间距 d 与观察点位置 l 的函数。

5.7　非线性特性

我们所能听到的最大可听声的声压大概为 20Pa，这样的声压与大气压的 100kPa 左右相比，仅仅是其 1/5000 的微小变动。在该范围内，声压与空气的密度变化大致呈线性关系。若用公式表示，假设大气压用 P_0 表示，可听声最大声压用 P 表示，其微小变动 Δp 可表示为 $\Delta p = P - P_0$。另外，假设声音传播介质 (此例中为空气) 的密度为 ρ，静压下的密度为 ρ_0，那么密度变化 $\Delta\rho = \rho - \rho_0$，将密度变化率定义为 $\Delta\rho/\rho_0$，那么该密度变化率与压力变化的线性关系成立，有

$$\Delta p = A\left(\frac{\Delta\rho}{\rho_0}\right) \tag{5.17}$$

其中，A 是比例常数 (体积弹性模量 ρc^2 对应的常数)。由于超声诊断装置等使用的超声波声压的峰值为数百千帕，在这样的声压范围内，声压与声音传播介质的密度变化无法继续保持线性关系，必须以非线性特性处理，因此构成式 (5.18) 所示的包含平方项的函数：

$$\Delta p = A\left(\frac{\Delta\rho}{\rho_0}\right) + \frac{B}{2}\left(\frac{\Delta\rho}{\rho_0}\right)^2 \tag{5.18}$$

图 5.13 显示的是式 (5.18) 的特性图。当密度变化率 $\Delta\rho/\rho$ 较小时，平方项几乎可视为 0，可以表示成式 (5.17)，声压与密度变化率呈线性关系。但是，

当密度变化率增大时，平方项也会相对增大，两项相加，图形就会脱离直线，形成一条上升的曲线。换句话说，就是要得到同样的密度变化率，需要采用比线性时更大的声压。

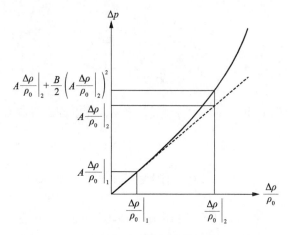

图 5.13　非线性特性图

如果用高声压的疏密波来分析，发现声压与密度变化率的比值，在声压升高的传递介质的"密"的位置与声压降低的"疏"的位置是不相同的。如果用弹簧模型来分析，由于弹簧收缩时的弹簧常数比弹簧拉伸时的弹簧常数大，可以用同样的模型来分析该问题，情况类似于大幅收缩的弹簧变硬，若要进一步收缩就需要施加更大的力。

式 (5.18) 的两边除以密度变化率，得到

$$\frac{\mathrm{d}\Delta p}{\mathrm{d}\left(\dfrac{\Delta\rho}{\rho_0}\right)} = A + B\left(\frac{\Delta\rho}{\rho_0}\right) \tag{5.19}$$

该公式表示的是图 5.13 的曲线趋势，称为体积弹性模量。

另外，有关声速，如式 (5.1) 所示，体积弹性模量与密度的函数可以表示为

$$c = \sqrt{\frac{体积弹性模量}{\rho_0}}$$

因此可得

$$c = \sqrt{\frac{1}{\rho_0} \cdot \frac{\mathrm{d}\Delta p}{\mathrm{d}\left(\frac{\Delta \rho}{\rho_0}\right)}} = \sqrt{\frac{1}{\rho_0}\left(A + \frac{B}{A}\Delta p\right)} = \sqrt{\frac{A}{\rho_0} + \frac{B}{\rho_0 A}\Delta p}$$

另外，由于线性区域的声速为 $c_0^2 = \dfrac{A}{\rho_0}$，可得到

$$c = \sqrt{c_0^2 + \frac{B}{\rho_0 A}\Delta p} = c_0\sqrt{1 + \frac{B}{c_0^2 \rho_0 A}\Delta p}$$

考虑 $1 \gg \dfrac{B}{c_0^2 \rho_0 A}\Delta p$ 的条件，近似式可以表示成

$$c = c_0 + \frac{B}{2\rho_0 c_0 A}\Delta p \tag{5.20}$$

其中，ρ_0 与 c_0 表示平衡时的密度与声速。

式 (5.20) 的意思是，声速不是常数，而是声压变化 Δp 的函数，因此在高声压下，当压力相对于静压增大时，声速加快；相反，当 Δp 为负值时，声速减慢。

此外，将式 (5.20) 对压力变化 Δp 微分：

$$\frac{\mathrm{d}c}{\mathrm{d}\Delta p} = \frac{1}{2\rho_0 c_0} \cdot \frac{B}{A}$$

因此，式 (5.20) 的系数比 B/A 可以表示成

$$\frac{B}{A} = 2\rho_0 c_0 \frac{\partial c}{\partial \Delta p} \tag{5.21}$$

这个 B/A 被称为非线性参数，每个非线性传递介质都有固定值。

表 5.8 中显示的是具有代表性的液体的 B/A 值。

关于生物体组织的声学非线性参数，其测量实例如表 5.9 所示。

表 5.8　具有代表性的液体的 B/A 值[6,7]

介质	温度/℃	B/A
水	0	4.16
水	20	4.96
水	40	5.38
水	60	5.67
水	80	5.96
水	100	6.11
甲醇	30	9.62
乙醇	30	10.57
甘油	20	8.80
蓖麻油	20	11.3
橄榄油	20	11.1
硅油	20	11.4
煤油	20	11.2

表 5.9　生物体组织的声学非线性参数 B/A 值(实例)[8]

介质	温度/℃	方法	B/A
牛血清白蛋白(BSA)17g/100mL	25	TDM	6
牛血清白蛋白(BSA)20g/100mL	25	TDM	6.23
牛血清白蛋白(BSA)22g/100mL	25	TDM	6.45
猪血	30	FAM	6.33
血红蛋白液(10～50g/100mL)	30	FAM	5.6～7.7
牛肝脏	23	TDM	6.88
牛肝脏	23	FAM	6.42
猪肝脏	25	FAM	6.7
猪肌肉	25	FAM	6.5

注：BSA 指牛血清白蛋白溶液，TDM 指热动力学法，FAM 指有限振幅法。

粒子速度是声压除以静压时的声阻抗，即

$$u = \frac{\Delta p}{\rho_0 c_0}$$

其中，ρ_0 是静压时的密度。将该公式代入式(5.20)可得

$$c = c_0 + \frac{B}{2A}u \tag{5.22}$$

式(5.22)表明，声速是由线性区域的声速 c_0 加上与粒子速度成比例的速度。但是在液体中的纵波传播中，由于粒子速度的方向与声波的传播方向一致，瞬时声速是在式(5.22)的基础上再加上粒子速度。也就是说，声速 c 为

$$c = c_0 + \frac{B}{2A}u + u = c_0 + \left(1 + \frac{B}{2A}\right)u \tag{5.23}$$

式(5.23)通过变形可得到

$$c = c_0 + \beta u \tag{5.24}$$

其中，c_0 是微小振幅声波的声速；β 是非线性系数(coefficient of nonlinearity)：

$$\beta = \begin{cases} \dfrac{\gamma + 1}{2} & (气体) \\[2mm] 1 + \dfrac{B}{2A} & (液体) \end{cases} \tag{5.25}$$

其中，γ 是气体的比热比。

在实例计算中，已知空气中 $\beta=1.2$、水中 $\beta=3.5$。

由粒子速度 $u = \dfrac{\Delta p}{\rho_0 c_0}$，可得

$$c = c_0 + \beta u = c_0 + \beta \frac{\Delta p}{\rho_0 c_0} \tag{5.26}$$

式(5.20)表示声速 c 与声压 Δp 成比例加快。因此，在纵波中，从局部来看，在纵波密集的位置，声压变高，声速加快。相反，在稀疏的位置，声压变低，声速减慢。如图 5.14 所示，最初以正弦波发射的声波在非线性传递介质中传播的过程中，波形慢慢发生变化。也就是说，图 5.14 所示波形在正值范围内的声速相对加快，在负值范围内的声速相对减慢，因此在声波传递的

过程中，正弦波的波形逐渐变成"N"字形。该现象在传递过程中逐渐积累，"N"字形的负压峰值位置与正压峰值位置重合，最终就像正波超过了负波。但是在1个空间内不可能同时存在两个声压，所以在重合时，上述波面将不再前进。此时的状态称为冲击波。

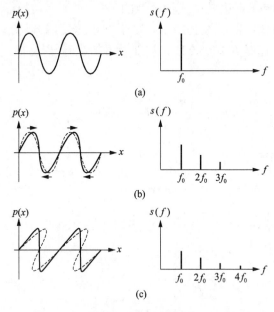

图5.14 高速与声压

若将"N"字形现象引起的二次谐波的声压等级表示成 p_2，其与距离 x 的关系可以表示成[8]

$$p_2 = \frac{\left(1 + \dfrac{B}{2A}\right) 2\pi f_0 x}{2\rho_0 c_0^2} p_0^2 \exp\left[-\left(\alpha_0 + \frac{\alpha_2}{2}\right)x\right] \tag{5.27}$$

其中，p_0 是声源的平均声压振幅；α_0、α_2 分别表示基波频率 f_0、二次谐波频率 $2f_0$ 的衰减率。由式(5.27)可知，二次谐波声压与基波声压 p_0 的平方成比例，也与距离 x 成比例。也就是说，"N"字形现象在介质中传递的同时，还不断被积累。另外，不仅 α_2 在介质中发生了衰减，α_0 对于基波也发生了衰减，随着距离 x 的增大急剧衰减，衰减介质中的波形变成了复杂的形状[9]。

练　习　题

问题 5.1　用介质的密度及体积弹性模量表示声速，试用表 5.10 说明气体、液体、固体中声速的大小关系。

表 5.10　介质、体积弹性模量与密度的关系

介质	体积弹性模量/Pa	密度/(kg/m³)
空气	1.4×10^5	1.2
水	0.23×10^{10}	990
铁	22×10^{10}	7900

问题 5.2　假设生物体组织中的超声波衰减率为 0.3dB/(MHz·cm)。频率为 3MHz 的超声波在该组织中传递 10cm 时，计算超声波的振幅比初始振幅衰减了多少(%)。其中，在该频率范围内，假设超声波的衰减率与频率成正比。

另外，计算在 5MHz 超声波的情况下衰减了多少(%)。

问题 5.3　当从水中垂直向与空气的边界面(水面)发射超声波时，有多少(%)能量被反射。

引　用　文　献

[1] 池田，嶋津: 生体物性/医用機械工学, p. 79, 学研メディカル秀潤社 (2011)

[2] 実吉，菊池，能本 (監修): 超音波技术便览, 日刊工業新聞社 (1989)

[3] 斎藤，椎名: 超音波の組織診断, BME, Vol. 2, No. 5, pp. 277-281 (1988)

[4] 長岡洋介: 振動と波, p. 132, 裳華房 (2008)

[5] 中村僖良 (編): 超音波, 日本音響学会編, 音響工学講座 8, コロナ社 (2003)

[6] 超音波便覧編集委員会 (編): 超音波便覧, 資料編, p. 718, 丸善 (1999)

[7] 鎌倉友男: 非線形音響学の基礎, 愛智出版 (1996)

[8] (社)日本電子機械工業会 (編): 医用超音波機器ハンドブック, p. 83, コロナ社 (1985)

[9] 超音波便覧編集委員会 (編): 超音波便覧, p. 186, 丸善 (1999)

参　考　文　献

[1] 宇田川義夫: 超音波技術入門, 日刊工業新聞社 (2010)

第 6 章　声场的计算

本章利用数学公式分析共振器发射出的超声波所形成的声场。

6.1　点声源模型

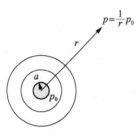

图 6.1　点声源模型

将共振器发射出的声波所形成的声场作为最基本的点声源，其模型如图 6.1 所示。这是一个半径为 a 的球，是一个半径无限小的理想声源。由于该声源的半径无限小，细微的变化都会引起球的体积发生细微的变动，球整体随着振动时而膨胀时而收缩，因此该模型也称为呼吸球。假设球振动向周围发出的声压为 p_0，那么距离该点声源 r 的位置的声压 p 与距离成反比(参见 2.3.4 节)，即

$$p = \frac{1}{r} p_0$$

这里需要注意的是，声波自点声源呈球面状发散，因此自声源发出的声能与以半径为 r 的球的表面积一致进行扩散。因此，距离 r 处的单位面积能量与扩散成的球的表面积，也就是与 r^2 成反比，逐渐变小，而声能与声压的平方成正比，所以声压与距离 r 成反比。

6.2　瑞利速度势公式

在无限大挡板即具有无限宽度的完全反射体上嵌入圆板共振器的状态下，分析共振器的前方距离 r 位置处的速度势。图 6.2 中的 S 表示整个共振器正面的表面积。在该面上设置面积微元 ds，并将其作为点声源。根据式(2.108)可以将距离该点声源 r 位置处的速度势 ϕ_ρ 表示为

$$\phi_\rho = \frac{V_m}{4\pi r} e^{j(\omega t - kr)}$$

这里将式(2.108)的正弦波振动用复数形式表示。

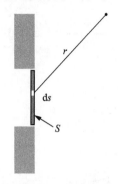

图 6.2　无限大挡板模型

该模型中，共振器前方的速度势与向 360°球面状扩散的情况相比，由于是无限大挡板反射声音模型，具有 2 倍的速度势(参见 2.3.4 节)。考虑到这一点，并且由于共振器整体作为声源，整体的速度势 ϕ 可以通过 ϕ_ρ 在共振器整个表面上进行积分得到

$$\phi = \frac{1}{2\pi} \int_S \frac{V_m}{r} \mathrm{e}^{\mathrm{j}(\omega t - kr)} \mathrm{d}s \qquad (6.1)$$

式(6.1)通常称为瑞利积分公式。

对式(6.1)的条件整理如下：

(1)共振器嵌入无限大的完全反射板(无限大挡板)，到达观测点的声波位于共振器前方的空间内，而且挡板可以完全反射声波。

(2)观测点距离共振器足够远，也就是说，从共振器的任一位置到观测点的距离 r 都是一定的。

6.3　圆形平面共振器的声场

图 6.3 中，假设在 xy 平面上设置有与图 6.2 相同的无限挡板，半径 a 的圆形平面共振器嵌入其中，共振器向 z 方向发射声波。在共振器表面与共振器中心距离为 R 的位置处，设定了面积微元 $\mathrm{d}s$。当其位于与 x 轴夹角为 φ 的位置时，面积微元可以表示成 $\mathrm{d}s = R\mathrm{d}\varphi\mathrm{d}R$。另外，观测点 P 位于共振器表面中心到共振器前方距离 r_0 的位置，自该观测点到面积微元上点 A 的距离为 r。

观测点 P 的速度势，可以将图 6.3 中的变量代入式(6.1)，得到

$$\phi = \frac{V_m \mathrm{e}^{j\omega t}}{2\pi} \int_S \frac{1}{r} \mathrm{e}^{-jkr} \mathrm{d}s \tag{6.2}$$

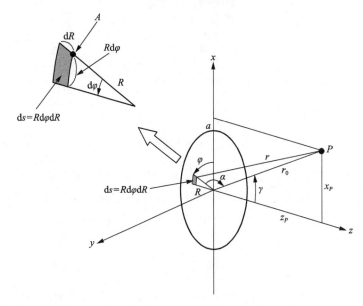

图 6.3　圆形平面共振器声场计算示意图

点 A 及点 P 的 xyz 坐标分别是点 $A(R\cos\varphi,\ R\sin\varphi,\ 0)$、点 $P(r_0\sin\gamma,\ 0,\ r_0\cos\gamma)$，因此线 AP 的距离 r 的平方可以表示成

$$r^2 = r_0^2 + R^2 - 2r_0 R \sin\gamma \cdot \cos\varphi$$

当 $r_0 \gg R$，也就是观测点 P 距离共振器足够远时，有

$$r \approx r_0 \sqrt{1 - 2\frac{R}{r_0}\sin\gamma \cdot \cos\varphi}$$

假设 $\dfrac{R}{r_0} \ll 1$，通过泰勒级数展开，使用二次项近似可得到

$$r \approx r_0 - R\sin\gamma \cdot \cos\varphi \tag{6.3}$$

这里的观测点 $P(x_P, y_P, z_P)$ 距离共振器足够远，且假设观测的是 z 轴周围的声场，那么由于 $x_P \ll z_P$，可得

$$r = \arctan\left(\frac{x_P}{z_P}\right) \approx 0$$

由于 $r \approx r_0$，式 (6.2) 的积分运算中，即便是 $\frac{1}{r} \approx \frac{1}{r_0}$，也不会产生较大的误差。

但是，由于相位项中该近似误差变大，直接代入式 (6.3) 后，可得

$$\int_S \frac{1}{r} e^{-jkr} ds \approx \frac{1}{r_0} \int_S e^{-jkr} ds = \frac{1}{r_0} \int_S e^{-jkr_0 + jkR\sin\gamma \cdot \cos\varphi} ds$$

$$= \frac{e^{-jkr_0}}{r_0} \int_S e^{jkR\sin\tau \cdot \cos\varphi} ds$$

因此有

$$\int_S \frac{1}{r} e^{-jkr} ds \approx \frac{e^{-jkr_0}}{r_0} \int_S e^{jkR\sin\tau \cdot \cos\varphi} ds \tag{6.4}$$

将满足该近似的空间域称为菲涅耳区 (Fresnel region)，并将这样的近似称为菲涅耳近似 (Fresnel's approximation)。

因此，利用菲涅耳近似，式 (6.2) 的速度势如图 6.3 所示，代入 $ds = Rd\varphi dR$ 后，可得

$$\phi = \frac{V_m e^{j\omega t}}{2\pi} \cdot \frac{e^{-jkr_0}}{r_0} \int_0^a \int_0^{2\pi} e^{jkR\sin\gamma \cdot \cos\varphi} Rd Rd\varphi \tag{6.5}$$

其中，假设 $R \ll r_0$。

式 (6.5) 的积分是 $\exp(\cdot)$ 函数括号内含有三角函数的积分，为了求解就需要引入下述贝塞尔函数。

J_0 与 J_1 表示第一类 0 阶与第一类 1 阶贝塞尔函数，有关该贝塞尔函数的性质，可参见附录 D 中的详细说明。

下面利用贝塞尔函数分析式 (6.5)，在与圆形平面共振器距离 r_0 的位置的速度势可以通过式 (6.6) 求出：

$$\phi = \frac{a^2 V_m e^{j(\omega t - kr_0)}}{r_0} \frac{J_1(ka\sin\gamma)}{ka\sin\gamma} \tag{6.6}$$

例 6.1　　通过式(6.5)推导式(6.6)。

解　设 $kR\sin\gamma=\zeta$，那么 $R=\dfrac{1}{k\sin\gamma}\zeta$，$\mathrm{d}R=\dfrac{1}{k\sin\gamma}\mathrm{d}\zeta$，当 $R\to a$ 时，$\zeta\to$ $ka\sin\gamma$。因此式(6.5)可以转换成

$$\phi=\frac{V_m\mathrm{e}^{\mathrm{j}(\omega t-kr_0)}}{2\pi r_0}\int_0^{ka\sin\gamma}\int_0^{2\pi}\mathrm{e}^{\mathrm{j}\zeta\cos\varphi}\frac{1}{k\sin\gamma}\zeta\frac{1}{k\sin\gamma}\mathrm{d}\zeta\mathrm{d}\varphi$$

$$=\frac{V_m\mathrm{e}^{\mathrm{j}(\omega t-kr_0)}}{r_0(k\sin\gamma)^2}\int_0^{ka\sin\gamma}\frac{1}{2\pi}\int_0^{2\pi}\mathrm{e}^{\mathrm{j}\zeta\cos\varphi}\mathrm{d}\varphi\zeta\mathrm{d}\zeta\mathrm{d}\varphi$$

并且，利用式(D.6)转换成第一类 0 阶贝塞尔函数：

$$\phi=\frac{V_m\mathrm{e}^{\mathrm{j}(\omega t-kr_0)}}{r_0(k\sin\gamma)^2}\int_0^{ka\sin\gamma}\mathrm{J}_0(\zeta)\zeta\mathrm{d}\zeta$$

$$=\frac{aV_m\mathrm{e}^{\mathrm{j}(\omega t-kr_0)}}{r_0k\sin\gamma}\frac{1}{ka\sin\gamma}\int_0^{ka\sin\gamma}\mathrm{J}_0(\zeta)\zeta\mathrm{d}\zeta$$

进一步，利用式(D.9)转换成第一类 1 阶贝塞尔函数：

$$\phi=\frac{a^2V_m\mathrm{e}^{\mathrm{j}(\omega t-kr_0)}}{r_0k\sin\gamma}\mathrm{J}_1(ka\sin\gamma)$$

因此距离圆形平面共振器 r_0 位置的速度势可以表示为

$$\phi=\frac{a^2V_m\mathrm{e}^{\mathrm{j}(\omega t-kr_0)}}{r_0}\frac{\mathrm{J}_1(ka\sin\gamma)}{ka\sin\gamma}$$

即式(6.6)。

声压 p 如第 3 章所述，由速度势的时间微分给出，根据式(3.5)可得

$$p=\rho\frac{\mathrm{d}\phi}{\mathrm{d}t}=\mathrm{j}\omega\rho\frac{a^2V_m\mathrm{e}^{\mathrm{j}(\omega t-kr_0)}}{r_0}\frac{\mathrm{J}_1(ka\sin\gamma)}{ka\sin\gamma}\tag{6.7}$$

这里需要注意的是，观测点 P 的声压分布与利用贝塞尔函数的形式 $\dfrac{\mathrm{J}_1(x)}{x}$ 相似。

$$p \propto \frac{J_1(ka\sin\gamma)}{ka\sin\gamma}$$

对该声压的特性进行分析。取式 (6.7) 的绝对值，可得

$$|p| = \frac{a^2 V_m \omega\rho}{r_0} \left| \frac{J_1(ka\sin\gamma)}{ka\sin\gamma} \right| \tag{6.8}$$

这里，ω、ρ、a 为常数，只关注 r_0 与 γ，那么在共振器半径 $a \ll r_0$ 的范围内，$|p|$ 的强度与距离 r_0 成反比，对仰角 γ 显示出贝塞尔函数的特性。

为了观察函数的特性，尝试用 $a^2 V_m \omega\rho$ 分析归一化的相对强度 P_x 即式 (6.9) 的特性，如图 6.4 所示。如果使用图 6.3 中 z 轴到垂直方向 (方位方向) 的距离 x 对变量 r 进行转换，可得到 $\sin\gamma = \frac{1}{r_0}x$，与式 (6.9) 的特性相对应。

$$P_x = \frac{1}{r_0} \left| \frac{J_1\left(\dfrac{ka}{r_0}x\right)}{\dfrac{ka}{r_0}x} \right| \tag{6.9}$$

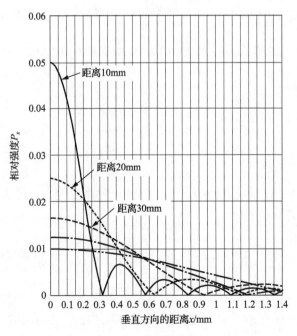

图 6.4　声压的特性

图 6.4 中，设横轴为距离 x，纵轴为共振器表面声强为 1 时的相对强度 P_x，那么以共振器到观测点的距离 r_0 作为参数，从 10mm 到 50mm，显示每变化 10mm 时的曲线。其中，假设声音传递介质中的衰减为零。从图中可以看出，z 轴上（图 6.4 中横轴为 0 的位置）相对强度随着距离 r_0 的倒数变小。另外，随着距离 r_0 的增大，也就是距离共振器越来越远，特性中的空点（方向性为零的点）的位置距离轴越来越远。也就是说，随着距离 r_0 越来越远，波束越来越宽。上述特性如俯瞰图 6.5 所示，声波波束在远处扩散，强度随距离下降。

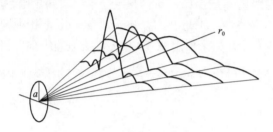

图 6.5　圆形平面共振器形成的声场的俯瞰图

接下来改变频率，观察方向性的变化。为了了解特征，进行如上所述的归一化变形，对式 (6.8) 中 ω 以外的 $\dfrac{a^2 V_m \rho}{r_0}$ 进行归一化，并将 ω 和 k 转换为以频率 f 为变量的形式，得到式 (6.10)。利用式 (6.10) 绘制相对强度的分布图，如图 6.6 所示。

$$P_f = 2\pi f \left| \frac{J_1\left(\dfrac{2\pi a}{c} f \sin\gamma\right)}{\dfrac{2\pi a}{c} f \sin\gamma} \right| \tag{6.10}$$

由图 6.6 可知，随着频率的升高，z 轴上的声压变大，波束的张角变小，即方向性变得越来越敏锐。

6.4　圆形平面共振器中心轴上的速度势

观察 z 轴上的速度势。由于 6.3 节中已经推导出了圆形平面共振器产生的速度势公式 (6.6)，z 轴上的速度势以 $\gamma=0$ 代入式 (6.6) 即可得到。但是，由于

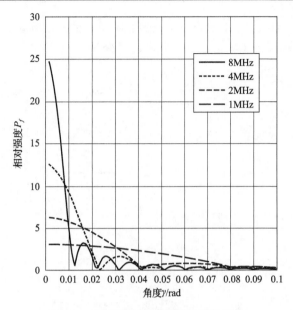

图 6.6　不同频率导致相对强度的变化

式 (6.6) 使用了菲涅耳近似，得不到共振器附近的准确值，因此在此将推导新的公式。

由于观测点 P 在 z 轴上移动，如图 6.7 所示，能够确定变量与常数。

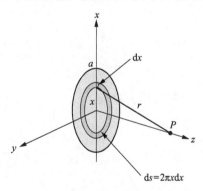

图 6.7　圆形平面共振器与坐标系

根据式 (6.2) 可求出速度势，得到

$$\phi = \frac{V_m \mathrm{e}^{\mathrm{j}\omega t}}{2\pi} \int_S \frac{1}{r} \mathrm{e}^{-\mathrm{j}kr} \mathrm{d}s \tag{6.11}$$

如图 6.7 所示，由于观测点位于共振器的中心轴上，考虑一个具有微小面积的环，可以表示为 $ds=2\pi x dx$。因此，可以变为

$$\phi = \frac{V_m e^{j\omega t}}{2\pi} \int_0^a \frac{e^{-jkr}}{r} 2\pi x dx \tag{6.12}$$

根据勾股定理，可得到 $r = (x^2 + z^2)^{1/2}$，对 x 进行微分，可得

$$\frac{dr}{dx} = \frac{1}{2}(x^2 + z^2)^{-1/2} \cdot 2x = \frac{x}{(x^2 + z^2)^{1/2}} = \frac{x}{r}$$

因此根据 $rdr=xdx$，式 (6.12) 可表示为

$$\phi = \frac{V_m e^{j\omega t}}{2\pi} \int_z^{\sqrt{a^2+z^2}} \frac{e^{-jkr}}{r} 2\pi r dr \tag{6.13}$$

由于观测点 P 位于 z 轴上，当 $x \to 0$ 时，$r \to z$，当 $x \to a$ 时，$r \to \sqrt{a^2 + z^2}$，式 (6.13) 可以转换成

$$\phi = V_m e^{j\omega t} \int_z^{\sqrt{a^2+z^2}} e^{-jkr} dr \tag{6.14}$$

因此，对积分求解，可得

$$\phi = 2\frac{u}{k} e^{j\left[\omega t - \frac{k}{2}\left(\sqrt{a^2+z^2}+z\right)\right]} \sin\left[\frac{k}{2}\left(\sqrt{a^2+z^2} - z\right)\right] \tag{6.15}$$

例 6.2　根据式 (6.14) 推导出式 (6.15)。

解

$$\phi = V_m e^{j\omega t} \int_z^{\sqrt{a^2+z^2}} e^{-jkr} dr = \frac{V_m e^{j\omega t}}{-jk} \left[e^{-jkr}\right]_z^{\sqrt{a^2+z^2}}$$

$$= \frac{V_m e^{j\omega t}}{-jk} \left(e^{-jk\sqrt{a^2+z^2}} - e^{-jkz}\right)$$

在此，利用公式 $e^{-j\alpha} - e^{-j\beta} = -j2\sin\frac{\alpha - \beta}{2} e^{-j\frac{\alpha-\beta}{2}}$，得到

$$\phi = \frac{V_m \mathrm{e}^{\mathrm{j}\omega t}}{-\mathrm{j}k}\left(-\mathrm{j}2\sin\frac{k\sqrt{a^2+z^2}-kz}{2}\mathrm{e}^{-\mathrm{j}\frac{k\sqrt{a^2+z^2}+kz}{2}}\right)$$

因此，z 轴上的速度势公式可以表示成

$$\phi = 2\frac{V_m}{k}\mathrm{e}^{\mathrm{j}\left[\omega t-\frac{k}{2}\left(\sqrt{a^2+z^2}+z\right)\right]}\sin\left[\frac{k}{2}\left(\sqrt{a^2+z^2}-z\right)\right]$$

取式(6.15)的绝对值，在 z 轴方向上观测速度势的大小，可得

$$|\phi| = 2\frac{V_m}{k}\left|\mathrm{e}^{\mathrm{j}\left[\omega t-\frac{k}{2}\left(\sqrt{a^2+z^2}+z\right)\right]}\sin\left[\frac{k}{2}\left(\sqrt{a^2+z^2}-z\right)\right]\right|$$

$$|\phi| = 2\frac{V_m}{k}\left|\sin\left[\frac{k}{2}\left(\sqrt{a^2+z^2}-z\right)\right]\right| \tag{6.16}$$

计算示例如图 6.8 所示，其中，该图形是以粒子速度与波数归一化后的式(6.17)的图形。

$$\frac{k|\phi|}{V_m} = 2\left|\sin\left[\frac{k}{2}\left(\sqrt{a^2+z^2}-z\right)\right]\right| \tag{6.17}$$

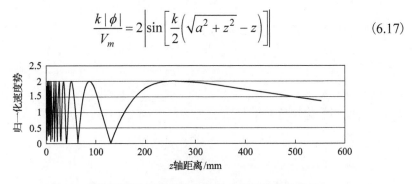

图 6.8　圆形平面共振器 z 轴上的归一化速度势的特性

图 6.8 中曲线条件为共振器半径 a=20mm、频率 f=1MHz、声速 c=1530m/s。从该图可以看出，速度势在 z 轴上显示出强弱反复的特性。距离共振器较近的位置，强弱变化的间隔也比较小，距离越远，强弱变化的间隔越大，最大位置 z_P 在 z 轴上位于 260mm 附近。

z_P 可以通过下述公式计算出。若式(6.17)右边三角函数的绝对值为 1，需满足条件

$$\left| \sin\left[\frac{k}{2}\left(\sqrt{a^2 + z^2} - z \right) \right] \right| = 1$$

其中

$$\frac{k}{2}\left(\sqrt{a^2 + z^2} - z \right) = \frac{\pi}{2} + n\pi$$

$a > 0$，$z \geq 0$，$n = 0, 1, 2, \cdots$。

由于 $k = \frac{2\pi}{\lambda}$，$\sqrt{a^2 + z^2} - z = \lambda\left(\frac{1}{2} + n \right)$，因为 $a \ll z$，等式两边除以 z

可得

$$\sqrt{\frac{a^2}{z^2} + 1} - 1 = \frac{\lambda}{z}\left(\frac{1}{2} + n \right)$$

可近似为

$$\frac{a^2}{z} = \lambda(1 + 2n)$$

因此，归一化速度势公式(6.17)为 2 时的位置

$$z = \frac{a^2}{\lambda(1 + 2n)}$$

最后，假设归一化速度势的最大位置为 z_L，当 $n=0$ 时，z 达到最大。

$$z_L = \frac{a^2}{\lambda} \tag{6.18}$$

用图 6.8 的例子进行计算，可得到

$$z_L = \frac{a^2}{\lambda} = \frac{a^2}{c}f = \frac{20^2}{1530000} \times 1000000 = 261.4379\cdots \quad \text{(mm)}$$

与图中读出的数值 260mm 大致一致。

在 z 轴上，将 $0 < z \leq z_L$ 范围的声场称为近距离声场或菲涅耳波带(Fresnel zone)，将 $z > z_L$ 范围的声场称为远距离声场或夫琅禾费区(Fraunhofer zone)。

6.5 方形平面共振器的远距离声场

在此求长为 2a、宽为 2b 的方形平面共振器形成的方向性。共振器如图 6.9 所示，被设置在 xy 平面上，假设观测点 P 在 z 方向上距离共振器足够

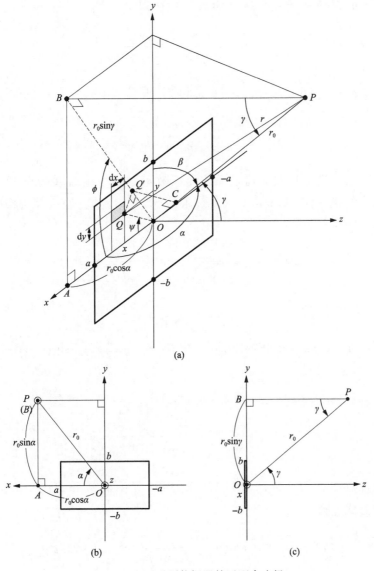

图 6.9 方形平面共振器的远距离声场

远。自观测点 P 作垂直于 xy 平面的垂线与平面相交的点为 B，过该点作与 y 轴平行的直线，与 x 轴的交点为 A。此时线 $\overline{OA}$ 与 $\overline{OB}$ 的夹角为 ϕ。并且线 $\overline{OP}$ 与 x 轴、y 轴、z 轴构成的角度分别为 α、β、γ，那么根据图 6.9(a)，可得到 $\cos\phi = \dfrac{\overline{OA}}{\overline{OB}}$。图 6.9(c) 直角三角形 OBP 中的线 $\overline{OB} = r_0 \sin\gamma$，同样图 6.9(b) 直角三角形 OAP 中的线 $\overline{OA} = r_0 \sin\alpha$，可得到

$$\cos\phi = \frac{r_0 \cos\alpha}{r_0 \sin\gamma} = \frac{\cos\alpha}{\sin\gamma} \tag{6.19}$$

用角度 β 表示线 $\overline{AB}$，可得到 $\overline{AB} = r_0 \sin\beta$，那么

$$\sin\phi = \frac{\overline{AB}}{\overline{OB}} = \frac{r_0 \cos\beta}{r_0 \sin\gamma} = \frac{\cos\beta}{\sin\gamma} \tag{6.20}$$

接下来，设方形共振器表面的面积微元为 $\mathrm{d}s$，距离原点 O 最近的面积微元的顶点为 Q，那么该点的坐标就是 $(x, y, 0)$。线 $\overline{OQ}$ 与 x 轴构成的角度 Ψ 为

$$\cos\Psi = \frac{x}{\sqrt{x^2 + y^2}}, \quad \sin\Psi = \frac{y}{\sqrt{x^2 + y^2}}$$

另外，由于

$$\cos(\phi - \Psi) = \cos\phi \cdot \cos\Psi + \sin\phi \cdot \sin\Psi = \cos\phi \frac{x}{\sqrt{x^2 + y^2}} + \sin\phi \frac{y}{\sqrt{x^2 + y^2}}$$

代入式 (6.19) 及式 (6.20) 后，得到

$$\cos(\phi - \Psi) = \frac{\cos\alpha}{\sin\gamma} \frac{x}{\sqrt{x^2 + y^2}} + \frac{\cos\beta}{\sin\gamma} \frac{y}{\sqrt{x^2 + y^2}} \tag{6.21}$$

假设点 Q 垂直于线段 $\overline{OB}$ 的交点为 Q'，那么将式 (6.21) 代入线段 $\overline{OQ'}$ 的长度公式，得到

$$\overline{OQ'} = \sqrt{x^2 + y^2} \cos(\phi - \Psi) = \frac{1}{\sin\gamma}(x\cos\alpha + y\cos\beta) \tag{6.22}$$

但是，如图 6.10 所示，由于观测点 P 足够远，可认为线段 $\overline{OP}$ 与线段 $\overline{QP}$ 是平行的 $(\overline{OP}\,/\!/\,\overline{QP})$。为了满足 $\overline{OP}\,/\!/\,\overline{Q'P}$ 的条件，移动点 Q 到点 Q' 的位置后，由于 $\overline{OP}$ 与 z 轴存在倾斜角 γ，线段 $\overline{OP}$ 的长度比 $\overline{Q'P}$ 长 Δr_0。由于 $\Delta r_0 = \overline{OQ'} \sin\gamma$，代入式 (6.22) 后，可得到

$$\Delta r_0 = x\cos\alpha + y\cos\beta \tag{6.23}$$

因此，到观测点 P 的距离 r 为

$$r = r_0 - \Delta r_0 = r_0 - (x\cos\alpha + y\cos\beta) \tag{6.24}$$

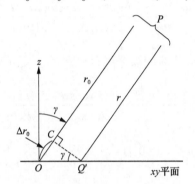

图 6.10 观测点 P 无限远状态

若要求观测点的声压，可以使用瑞利积分方程。将式 (6.24) 的 r 代入式 (6.1) 中，求方形共振器产生的速度势，对其进行时间微分可以得到声压。根据式 (6.1)，可得

$$\phi = \frac{1}{2\pi} \int_s \frac{1}{r} V_m \mathrm{e}^{\mathrm{j}(\omega t - kr)} \mathrm{d}s$$

方形共振器的面积微元 $\mathrm{d}s$ 可以表示成 $\mathrm{d}s = \mathrm{d}x\mathrm{d}y$，有

$$\phi = \frac{V_m \mathrm{e}^{\mathrm{j}\omega t}}{2\pi} \iint \frac{1}{r} \mathrm{e}^{-\mathrm{j}kr} \mathrm{d}x\mathrm{d}y$$

将式 (6.24) 代入，得到

$$\phi = \frac{V \mathrm{e}^{\mathrm{j}\omega t}}{2\pi} \iint \frac{1}{r_0 - (x\cos\alpha + y\cos\beta)} \mathrm{e}^{-\mathrm{j}k[r_0 - (x\cos\alpha + y\cos\beta)]} \mathrm{d}x\mathrm{d}y$$

利用菲涅耳近似(式(6.4))，可得到

$$\phi = \frac{V_m \mathrm{e}^{\mathrm{j}(\omega t - kr_0)}}{2\pi r_0} \iint \mathrm{e}^{-\mathrm{j}k(x\cos\alpha + y\cos\beta)} \mathrm{d}x\mathrm{d}y$$

$$= \frac{V_m \mathrm{e}^{\mathrm{j}(\omega t - kr_0)}}{2\pi r_0} \int_{-a}^{a} \mathrm{e}^{\mathrm{j}kx\cos\alpha} \mathrm{d}x \cdot \int_{-b}^{b} \mathrm{e}^{\mathrm{j}ky\cos\beta} \mathrm{d}y$$

因此，有

$$\phi = \frac{u\mathrm{e}^{\mathrm{j}(\omega t - kr_0)}}{2\pi r_0} \frac{\sin(ka\cos\alpha)}{ka\cos\alpha} \frac{\sin(kb\cos\beta)}{kb\cos\beta} \tag{6.25}$$

声压可以用式(6.25)的时间微分乘以介质的密度 ρ 来计算，由此可得到

$$p = \mathrm{j}\omega\rho \frac{u\mathrm{e}^{\mathrm{j}(\omega t - kr_0)}}{2\pi r_0} \frac{\sin(ka\cos\alpha)}{ka\cos\alpha} \frac{\sin(kb\cos\beta)}{kb\cos\beta} \tag{6.26}$$

在 z 轴方向上，当 $\alpha=0$、$\beta=0$ 时，声压用 p_c 表示，用 $\mathscr{R}_{xy}$ 表示归一化声压的方向性，可得到

$$\mathscr{R}_{xy} = \frac{p}{p_c} = \frac{\sin(ka\cos\alpha)}{ka\cos\alpha} \frac{\sin(kb\cos\beta)}{kb\cos\beta} \tag{6.27}$$

考虑 xy 平面上的方向性，也就是 x 方向的声压方向性，当 $\beta = \dfrac{\pi}{2}$ 时，

式(6.27)中 $\dfrac{\sin(kb\cos\beta)}{kb\cos\beta}=1$，用 $\mathscr{R}_x$ 表示此时的方向性，可得到

$$\mathscr{R}_x = \frac{\sin(ka\cos\alpha)}{ka\cos\alpha} \tag{6.28}$$

同样，用 $\mathscr{R}_y$ 表示 y 方向的声压方向性，可得到

$$\mathscr{R}_y = \frac{\sin(ka\cos\beta)}{ka\cos\beta} \tag{6.29}$$

对上述内容进行总结，方形共振器的方向性 $\mathscr{R}_{xy}$ 可以表示成

$$\mathscr{R}_{xy} = \mathscr{R}_x \mathscr{R}_y$$

即 xy 平面上的方向性是 x 方向与 y 方向两个方向性的乘积。

这里需要注意的是，xy 平面上共振器在 z 轴上形成的方向性，是 x 方向、y 方向上分别独立的方向性的乘积。

将式(6.26)的角度 α 转换为 z 轴的角度 θ_S 的函数，可得到

$$\cos\alpha = \cos\left(\frac{\pi}{2} - \theta_S\right) = \sin\theta_S$$

因此，式(6.28)可以表示成

$$\mathscr{R}_x = \frac{\sin\left(ka\sin\theta_S\right)}{ka\sin\theta_S} \tag{6.30}$$

下面尝试更详细地分析方向性的形式。

假设式(6.30)的 $ka\cos\theta_S$ 满足 $ka\cos\theta_S = x$，可知式(6.30)可以表示成 $\dfrac{\sin x}{x}$（sinc 函数）。

另外，圆形共振器的方向性是用贝塞尔函数来表现的特性，在 6.4 节中推导出了 $\dfrac{2J_1(x)}{x}$ 的形式。在图 6.11 中作二者的特性分布图，观察二者的不同，将 $\dfrac{\sin x}{x}$ 与 $\dfrac{2J_1(x)}{x}$ 进行比较，可知主波束较细，之后波形变大，旁瓣较大。

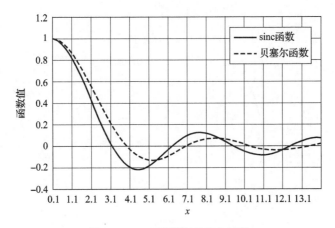

图 6.11　sinc 函数与贝塞尔函数

6.6　圆形凹面共振器的声场

6.6.1　求声场的各参数

这里考虑形成半径为 A 的部分球壳的圆形凹面共振器,针对该共振器形成的声场,做如下分析。图 6.12(a)是从后方俯瞰圆形凹面共振器的图形,也

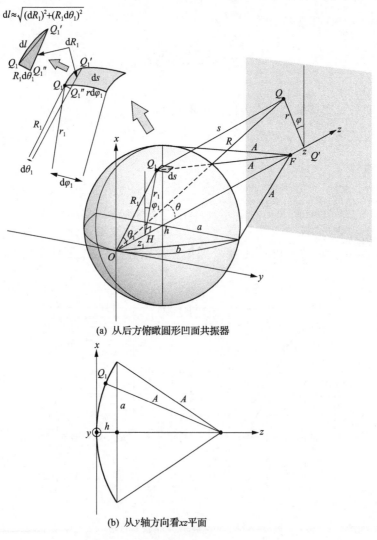

(a) 从后方俯瞰圆形凹面共振器

(b) 从 y 轴方向看 xz 平面

图 6.12　圆形凹面共振器声场计算示意图

就是使共振器与 xyz 空间的原点 O 连接，并向 z 轴方向发射声波。这里的参数名称等是参照引用文献[1]的标准来设定的，所以与 6.5 节的参数名称存在不同。假设共振器的厚度为零，自共振器表面的任意一点发射出的声波会形成球面波到达观测点，而该声波会被共振器的其他部分反射，因此不存在到达观测点的二次波。

接下来求观测点 Q 位置的速度势，可以采用第 5 章的方法，即在共振器表面上设定面积微元 $\mathrm{d}s$，求此处与观测点的距离 s。将该面积微元覆盖整个凹面共振器，通过瑞利积分计算观测点 Q 处的速度势 ϕ，公式如下：

$$\phi = \frac{V_m \mathrm{e}^{\mathrm{j}\omega t}}{2\pi} \int_{\text{凹面全面}} \frac{1}{s} \mathrm{e}^{-\mathrm{j}ks} \mathrm{d}s$$

观测点 Q 在凹面共振器发射方向前方距离为 z 且与 x 轴及 y 轴平行的平面上。假设点 Q 位于绕该平面 x 轴（即 z 轴上的 z 位置处与 x 轴平行的轴）旋转 φ 且与 z 轴距离为 r 的点。

另外，假设凹面共振器表面上存在任意点 Q_1，连接该点与原点 O 的线为 R_1。并且，假设该直线与 z 轴构成的角度为 θ_1。点 Q_1 与垂直于 z 轴的点 H 的距离为 r_1。点 H 与原点 O 的距离为 z_1。这样定义后，当 Q_1 到达凹面共振器开口的最顶端时，$r_1=a$、$z_1=h$。其中，a 是共振器开口的半径，h 是从共振器的最顶端垂直于 z 轴的交点与凹面共振器的中心点 O 的距离，表示凹面共振器的深度，也就是原点 O 到开口面的距离。在共振器表面的某一点 Q_1 设定面积微元 $\mathrm{d}s$，假设观测点 Q 处的速度势是从该面积微元发射的球面波，可以通过积分使该面积微元覆盖整个共振器表面而求出，接下来利用数学公式进行说明。

6.6.2　面积微元 ds

首先，观察直角三角形 Q_1FH，根据勾股定理，可得到 $(A-z_1)^2 + r_1^2 = A^2$。其中，F 位于焦点的位置，A 是凹面共振器的曲率半径。

$$r_1^2 = A^2 - (A-z_1)^2 = 2Az_1 - z_1^2 \tag{6.31}$$

根据直角三角形 Q_1OH，可以得到 $R_1^2 = z_1^2 + r_1^2$，将其代入式 (6.31) 后，可得到

$$R_1^2 = z_1^2 + (2Az_1 - z_1^2) = 2Az_1$$

并且在同一个三角形中 $z_1=R_1\cos\theta_1$，可得到

$$R_1 = 2A\cos\theta_1 \tag{6.32}$$

对式(6.32)两边进行微分，可得到

$$dR_1 = -2A\sin\theta_1 d\theta_1$$

因此可得到

$$d\theta_1 = \frac{dR_1}{-2A\sin\theta_1} \tag{6.33}$$

当点 Q_1 到达凹面共振器开口的顶端时，$r_1=a$、$z_1=h$，根据式(6.31)可得到

$$a^2 = 2Ah - h^2$$

对 h^2 进行移项，可得到 $h^2+a^2=2Ah$，根据勾股定理，有 $h^2+a^2=b^2$。对两个公式进行比较，得出

$$b^2 = 2Ah \tag{6.34}$$

接下来，对共振器表面上的面积微元 ds 进行分析。

如图 6.12 左上方的放大图所示，将该面积微元左下端设为 Q_1，将该点角度设为 φ_1(定值)，角度 θ_1 移动很小的角度 $d\theta_1$ 后，到达点 Q_1'。也就是 Q_1' 到达角度 $\theta_1-d\theta_1$ 的位置。Q_1' 与原点的距离略微增加，即距离 R_1 略微增加 dR_1。以原点为起点的每条直线分别形成微小角度，其距离在点 Q_1 位置为 $R_1d\theta_1$，即线段 $\overline{Q_1Q_1''} = R_1d\theta_1$。此时点 Q_1 在共振器表面上移动的距离为 dl。顶点 $Q_1Q_1'Q_1''$ 围成的多边形是一个面积微元，将其视为直角三角形，那么有

$$dl \approx \sqrt{(dR_1)^2 + (R_1d\theta_1)^2}$$

将式(6.33)代入，可得

$$dl \approx \sqrt{(dR_1)^2 + \left(R_1\frac{dR_1}{-2A\sin\theta_1}\right)^2} = dR_1\sqrt{1 + \left(\frac{R_1}{-2A\sin\theta_1}\right)^2}$$

将式 (6.32) 代入后, 可得到

$$dl \approx dR_1 \sqrt{1 + \left(\frac{2A\cos\theta_1}{-2A\sin\theta_1} \right)^2} = dR_1 \sqrt{1 + \left(\frac{\cos\theta_1}{\sin\theta_1} \right)^2}$$

$$= \frac{dR_1}{\sin\theta_1} \sqrt{\sin^2\theta_1 + \cos^2\theta_1}$$

因此可得到

$$dl \approx \frac{dR_1}{\sin\theta_1} \tag{6.35}$$

另外, 假设角度 θ_1 为一定值, 点 Q_1 移动微小角度 $d\varphi_1$ 时的距离可以表示成 $rd\varphi_1$, 那么可得到面积微元 ds

$$ds = dl \cdot r_1 d\varphi_1 = \frac{dR_1}{\sin\theta_1} r_1 d\varphi_1$$

由于 $r_1 = R_1 \sin\theta_1$, 有

$$ds = R_1 dR_1 d\varphi_1 \tag{6.36}$$

ds 可以用参数 R_1 及 φ_1 表示。

设自观测点 Q 垂直于 z 轴的点 Q' 在 z 轴上的坐标为 z, 将线段 $\overline{QQ'}$ 与自点 Q' 所画的平行于 x 轴的直线的角度设为 φ。进一步定义 $\beta = \varphi_1 - \varphi$, 现在要求观测点 Q 的速度势, 为了固定并积分观测点 Q, 假设 φ 为常数。

对 $\beta = \varphi_1 - \varphi$ 的两边进行微分, 得到 $d\beta = d\varphi_1$。因此, 根据式 (6.36) 可得到面积微元

$$ds = R_1 dR_1 d\varphi_1 = R_1 dR_1 d\beta \tag{6.37}$$

这是用参数 R_1 及 β 表示的公式。

6.6.3 面积微元到观测点的距离

接下来, 求点 Q_1 到观测点 Q 的距离 s。图 6.12 中 z 轴方向的长度为 $z - z_1$, x 轴方向的长度为 $r\cos\varphi - r_1\cos\varphi_1$, y 轴方向的长度为 $r\sin\varphi - r_1\sin\varphi_1$, 可以用下述公式计算出:

$$s = \sqrt{(z - z_1)^2 + (r \cos\varphi - r_1 \cos\varphi_1)^2 + (r \sin\varphi - r_1 \sin\varphi_1)^2}$$

$$(r \cos\varphi)^2 + (r \sin\varphi)^2 = r^2, \quad (r_1 \cos\varphi_1)^2 + (r_1 \sin\varphi_1)^2 = r_1^2$$

$$2rr_1 \cos\varphi \cdot \cos\varphi_1 + 2rr_1 \sin\varphi \cdot \sin\varphi_1 = 2rr_1 \cos(\varphi - \varphi_1)$$

进而，将

$$R^2 = x^2 + r^2, \quad R_1^2 = z_1^2 + r_1^2$$

代入上述公式并进行整理后得到

$$s = \sqrt{R^2 - 2rr_1 \cos(\varphi_1 - \varphi) + R_1^2 - 2zz_1} \tag{6.38}$$

根据直角三角形 FHQ' 及 $A^2 = r_1^2 + (A - z_1)^2$ 的关系，可得到

$$z_1 = \frac{R_1^2}{2A}$$

将其代入式 (6.38) 后得到

$$s = \sqrt{R^2 - 2rr_1 \cos\beta + \left(1 - \frac{z}{A}\right) R_1^2} \tag{6.39}$$

其中，$\beta = \varphi_1 - \varphi$；

$$r_1 = R_1 \sin\theta_1 = R_1 \sqrt{1 - \cos^2\theta_1} = R_1 \sqrt{1 - \left(\frac{z_1}{R_1}\right)^2}$$

可以得到

$$r_1 = R_1 \sqrt{1 - \frac{R_1^2}{4A^2}}$$

因此，式 (6.39) 可表示成

$$s = \sqrt{R^2 - 2r \cos\beta \cdot R_1 \sqrt{1 - \frac{R_1^2}{4A^2}} + R_1^2 \left(1 - \frac{z}{A}\right)} \tag{6.40}$$

这样一来，自面积微元到观测点 Q (在进行瑞利积分阶段固定) 的距离 s 可以用参数 R_1 及 β 表示。

6.6.4　速度势公式

经过上述的准备工作，就可以试着求出凹面共振器发出的声波在观测点 Q 产生的速度势 $\phi(z,r,\varphi)$。若要求该速度势，需要在整个凹面上移动共振器表面的面积微元 $\mathrm{d}s$，并依次对各面积微元发射出的球面波进行积分。将式 (6.37) 的面积微元 $\mathrm{d}s$ 代入瑞利积分公式，可得到

$$\phi(z,r,\varphi) = \frac{V_m \mathrm{e}^{\mathrm{j}\omega t}}{2\pi} \int_0^{2\pi} \int_0^b \frac{1}{s} \mathrm{e}^{-\mathrm{j}ks} R_1 \mathrm{d}R_1 \mathrm{d}\beta \tag{6.41}$$

根据式 (6.40) 可得到

$$s = \sqrt{R^2 - 2r\cos\beta \cdot R_1 \sqrt{1 - \frac{R_1^2}{4A^2}} + R_1^2 \left(1 - \frac{z}{A}\right)} \tag{6.42}$$

于是凹面共振器的面积微元到观测点的距离 s 可以用变量 R_1 及 β 的函数表示，将该结果代入式 (6.41) 后，对 R_1 及 β 进行积分，可以求出点 Q 的速度势：

$$\phi = \frac{V_m \mathrm{e}^{\mathrm{j}\omega t}}{2\pi} \int_0^{2\pi} \int_0^b \frac{1}{\sqrt{R^2 - 2R_1 r \sqrt{1 - \frac{R_1^2}{4A^2}}\cos\beta + qR_1^2}}$$
$$\times \mathrm{e}^{-\mathrm{j}k\sqrt{R^2 - 2R_1 r\sqrt{1-\frac{R_1^2}{4A^2}}\cos\beta + qR_1^2}} R_1 \mathrm{d}R_1 \mathrm{d}\beta \tag{6.43}$$

在这里，虽然得到了瑞利积分公式的形式，但是若要求具体的数值，就不得不进行积分运算，而在分析过程中求式 (6.43) 的解是非常困难的。但是，在一定的限定条件下，这是可能的，6.6.5 节中将尝试进行分析。

6.6.5　z 轴上的声压分布

了解凹面共振器在中心轴上的声压分布对共振器的应用是极为重要的，所以本节试着求观测点 Q 在 z 轴上的声压分布。此时，6.6.4 节的凹面共振器的速度势公式 (6.43)，满足 $\theta=0$、$R=z$ 的条件，面积微元 $\mathrm{d}s$ 的点 Q_1 到观测点 Q 的距离 s 可以根据式 (6.42) 求出，有

$$s = \sqrt{R^2 - 2Rr_1 \sin\theta\cos\beta + qR_1^2} = \sqrt{z^2 + qR_1^2}$$

该公式计算起来很简单。其中，$q = 1 - z/A$。对两边进行平方后，得到

$$s^2 = z^2 + qR_1^2$$

然后，对该公式的两边进行微分，得到

$$2s\mathrm{d}s = 2qR_1\mathrm{d}R_1$$

因此可以用变量 R_1 表示成

$$s\mathrm{d}s = qR_1\mathrm{d}R_1 \tag{6.44}$$

　　观测点 Q 如图 6.13 所示，位于 z 轴上，因此距离 s 不会随图 6.12 的 φ、φ_1 发生变化。也就是说，即便是 β 发生变化，s 也不变化，因此 β 可以从积分中脱离。所以速度势公式 (6.41) 可以表示成

$$\phi = \frac{V_m\mathrm{e}^{\mathrm{j}\omega t}}{2\pi}\int_0^{2\pi}\int_0^b \frac{1}{s}\mathrm{e}^{-\mathrm{j}ks}R_1\mathrm{d}R_1\mathrm{d}\beta = \frac{V_m\mathrm{e}^{\mathrm{j}\omega t}}{2\pi}\int_0^{2\pi}\mathrm{d}\beta\int_0^b \frac{1}{s}\mathrm{e}^{-\mathrm{j}ks}R_1\mathrm{d}R_1$$

先对 β 进行积分，得到

$$\phi = V_m\mathrm{e}^{\mathrm{j}\omega t}\int_0^b \frac{1}{s}\mathrm{e}^{-\mathrm{j}ks}R_1\mathrm{d}R_1 \tag{6.45}$$

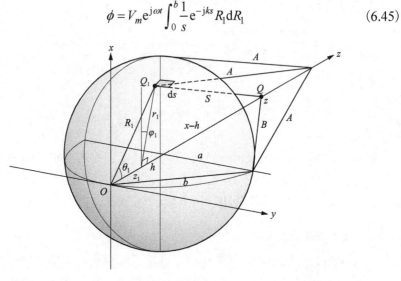

图 6.13　观测点 Q

根据式 (6.44) 即 $s\mathrm{d}s = qR_1\mathrm{d}R_1$，有

$$R_1\mathrm{d}R_1 = \frac{1}{q}s\mathrm{d}s$$

将上述结果代入式(6.45)，得到

$$\phi = V_m \mathrm{e}^{\mathrm{j}\omega t} \int_0^b \frac{1}{s} \mathrm{e}^{-\mathrm{j}ks} R_1 \mathrm{d}R_1 = \frac{V_m \mathrm{e}^{\mathrm{j}\omega t}}{q} \int_z^B \frac{1}{s} \mathrm{e}^{-\mathrm{j}ks} s \mathrm{d}s \tag{6.46}$$

在积分范围内，当点 Q 位于原点 O 处时，$R_1=0$，此时 $s=z$。当点 Q 位于凹面最顶端时，$R_1=b$，此时 $s=B$。也就是说，R_1 由 0 变化为 b（用 $0 \to b$ 表示）时，s 由 $z \to B$。

由于式(6.46)中的 $q = \dfrac{A-z}{A}$，可得到

$$\phi = V_m \mathrm{e}^{\mathrm{j}\omega t} \frac{A}{A-z} \int_z^B \frac{1}{s} \mathrm{e}^{-\mathrm{j}ks} s \mathrm{d}s$$

也就是说，速度势受到权重 $\dfrac{A}{A-z}$ 的影响，随着 $z \to A$，即随着观测点的位置 z 靠近焦点，该权重快速增大。

为了分析该速度势形式的大致特性，分为振幅参数及相位参数进行分析。对式(6.46)进行积分，可得到

$$\phi = \frac{V_m \mathrm{e}^{\mathrm{j}\omega t}}{q} \int_z^B \mathrm{e}^{-\mathrm{j}ks} \mathrm{d}s = \frac{V_m \mathrm{e}^{\mathrm{j}\omega t}}{q(-\mathrm{j}k)} \left[\mathrm{e}^{-\mathrm{j}ks} \right]_z^B = \frac{V_m \mathrm{e}^{\mathrm{j}\omega t}}{\mathrm{j}kq} \left(\mathrm{e}^{-\mathrm{j}kz} - \mathrm{e}^{-\mathrm{j}kB} \right) \tag{6.47}$$

在此，为了增强公式变形的预期效果，假设 $\delta = B-z$、$M = \dfrac{B+z}{2}$，有

$$z = M - \frac{\delta}{2}, \quad B = M + \frac{\delta}{2}$$

可得到

$$\phi = \frac{V_m \mathrm{e}^{\mathrm{j}\omega t}}{\mathrm{j}kq} \left(\mathrm{e}^{-\mathrm{j}kz} - \mathrm{e}^{-\mathrm{j}kB} \right) = \frac{V_m \mathrm{e}^{\mathrm{j}\omega t}}{\mathrm{j}kq} \left[\mathrm{e}^{-\mathrm{j}k\left(M - \frac{\delta}{2} \right)} - \mathrm{e}^{-\mathrm{j}k\left(M + \frac{\delta}{2} \right)} \right]$$

$$= \frac{V_m \mathrm{e}^{\mathrm{j}\omega t}}{\mathrm{j}kq} \left(\mathrm{e}^{\mathrm{j}k\frac{\delta}{2}} - \mathrm{e}^{-\mathrm{j}k\frac{\delta}{2}} \right) \mathrm{e}^{-\mathrm{j}kM}$$

$$\phi = \frac{2V_m}{kq} \left[\sin\left(k\frac{\delta}{2} \right) \right] \mathrm{e}^{\mathrm{j}(\omega t - kM)} \tag{6.48}$$

通过速度势对时间微分可得到声压 $p\,(\text{N/m}^2)$ 为

$$p = \rho\frac{\partial\phi}{\partial t} = \text{j}\omega\rho\frac{2V_m}{kq}\left[\sin\left(k\frac{\delta}{2}\right)\right]\text{e}^{\text{j}(\omega t - kM)}$$

在此取声压的绝对值，观察 z 轴上声压的强度分布。

$$\begin{aligned}
|\,p\,| &= \left|\text{j}\omega\rho\frac{2V_m}{kq}\left[\sin\left(k\frac{\delta}{2}\right)\right]\right|\left|\text{e}^{\text{j}(\omega t - kM)}\right| \\
&= \left|\omega\rho\frac{2V_m}{kq}\left[\sin\left(k\frac{B-z}{2}\right)\right]\right|
\end{aligned} \tag{6.49}$$

假设凹面共振器的最顶端到观测点 Q 的距离为 B，用勾股定理表示图 6.14 中的三角形，有

$$B^2 = a^2 + (z-h)^2 \tag{6.50}$$

另外，根据三角形 AEG，可得到

$$(A-h)^2 + a^2 = A^2$$

变形后得到

$$h^2 - 2Ah + a^2 = 0$$

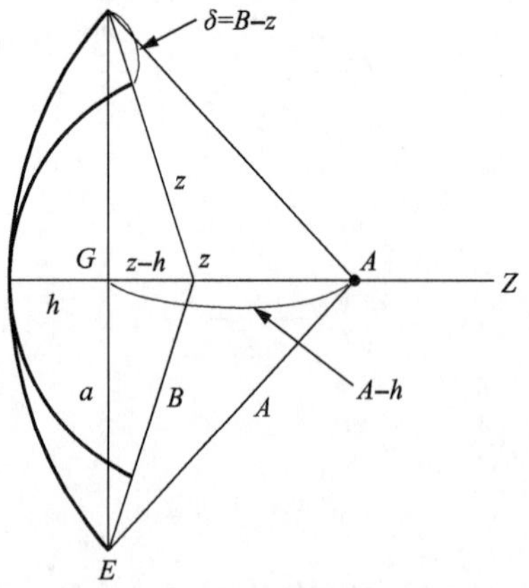

图 6.14　凹面共振器示意图

由于 $h<A$，该方程的解为

$$h = A - \sqrt{A^2 - a^2} \tag{6.51}$$

将其代入式 (6.50) 后，得到

$$B = \sqrt{a^2 + \left(z - A + \sqrt{A^2 - a^2}\right)^2} \tag{6.52}$$

因此，式 (6.49) 可以表示成

$$|p| = \left|\rho c V_m \frac{2A}{A-z} \sin\left[\frac{k}{2}\left(\sqrt{a^2 + \left(z - A + \sqrt{A^2 - a^2}\right)^2} - z\right)\right]\right| \tag{6.53}$$

假设以介质密度 ρ、声速 c、共振器表面的体积速度 $\rho c V_m$ 进行归一化得到的归一化声压为 P_I，那么 z 轴上的归一化声压可以通过以 z 为变量的式 (6.54) 得到

$$|P_I| = \frac{|p|}{\rho c |V_m|} = \left|\frac{2A}{A-z} \sin\left[\frac{k}{2}\left(\sqrt{a^2 + \left(z - A + \sqrt{A^2 - a^2}\right)^2} - z\right)\right]\right| \tag{6.54}$$

6.6.6　焦点位置的归一化声压 P_I

焦点位置的归一化声压 P_I 可以用式 (6.54) 求出。因此，当 $z \to A$ 时，可以求 P_I 的极限值

$$\lim_{z \to A} |P_I| = \lim_{z \to A} \left|\frac{2A}{A-z} \sin\left[\frac{k}{2}\left(\sqrt{a^2 + \left(z - A + \sqrt{A^2 - a^2}\right)^2} - z\right)\right]\right| \tag{6.55}$$

式 (6.55) 的极限值为

$$\lim_{z \to A} |P_I| = kh \tag{6.56}$$

式 (6.56) 的详细推导过程如下：

当 $z \to A$ 时，由于 $\dfrac{0}{0}$，而得不到极限值。因此，需要按照以下顺序进行公

式变形。首先，为了方便，假设 $\dfrac{A}{A-z}=\dfrac{1}{q}$，对变量进行变换。由此，当 $z\to A$ 时，$q\to 0$。变形后得到 $z=A(1-q)$，因此式(6.55)可以通过变量 q 表示成下述公式：

$$\lim_{z\to A}\left|P_I\right|=\lim_{q\to 0}\left|\frac{2}{q}\sin\left[\frac{k}{2}\left(\sqrt{a^2+\left(-Aq+\sqrt{A^2-a^2}\right)^2}-A(1-q)\right)\right]\right| \tag{6.57}$$

但是，在该状态下，由于 $q\to 0$，得到 $\lim\limits_{q\to 0}\left|P_I\right|=\infty\cdot 0$，结果是不稳定的。因此，假设

$$\frac{k}{2}\left[\sqrt{a^2+\left(-Aq+\sqrt{A^2-a^2}\right)^2}-A(1-q)\right]=v \tag{6.58}$$

有 $\lim\limits_{q\to 0}v=0$。因此当 $q\to 0$ 时，$v\to 0$。

那么，将 v 代入式(6.57)中可得

$$\lim_{z\to A}\left|P_I\right|=\lim_{\substack{v\to 0\\q\to 0}}\left|\frac{2}{q}\sin v\right|=\infty\cdot 0$$

极限值仍不稳定。因此，接下来，为了将 sin 函数转换为 sinc 函数，做如下变形：

$$\lim_{z\to A}\left|P_I\right|=\lim_{\substack{v\to 0\\q\to 0}}\left|\frac{2}{q}v\frac{\sin v}{v}\right|$$

变形后得到

$$\lim_{v\to 0}\frac{\sin v}{v}=1$$

可以认为

$$\lim_{z\to A}\left|P_I\right|=\lim_{\substack{v\to 0\\q\to 0}}\left|\frac{2v}{q}\right|$$

但是，即便如此，$\dfrac{0}{0}$ 仍旧是不稳定的。

根据式 (6.58)，将 v 代入原来的变量 q 的公式后，得到

$$\lim_{z\to A}\left|P_I\right|=\lim_{v\to0}\left|\frac{2}{q}v\right|=\lim_{q\to0}\left|\frac{k}{q}\left[\sqrt{a^2+\left(-Aq+\sqrt{A^2-a^2}\right)^2}-A(1-q)\right]\right|$$

$$=\lim_{q\to0}\left|k\left[\sqrt{A^2-\frac{2A}{q}\sqrt{A^2-a^2}+\left(\frac{A}{q}\right)^2}-A\left(\frac{1}{q}-1\right)\right]\right|$$

为了除去平方根，作如下所示的变形，得到

$$\lim_{z\to A}\left|P_I\right|=\lim_{q\to0}\left|k\left\{\frac{\left[\sqrt{A^2-\frac{2A}{q}\sqrt{A^2-a^2}+\left(\frac{A}{q}\right)^2}-A\left(\frac{1}{q}-1\right)\right]\left[\sqrt{A^2-\frac{2A}{q}\sqrt{A^2-a^2}+\left(\frac{A}{q}\right)^2}+A\left(\frac{1}{q}-1\right)\right]}{\sqrt{A^2-\frac{2A}{q}\sqrt{A^2-a^2}+\left(\frac{A}{q}\right)^2}+A\left(\frac{1}{q}-1\right)}\right\}\right|$$

$$=\lim_{q\to0}\left|k\left\{\frac{\left[\sqrt{A^2-\frac{2A}{q}\sqrt{A^2-a^2}+\left(\frac{A}{q}\right)^2}\right]^2-\left[A\left(\frac{1}{q}-1\right)\right]^2}{\sqrt{A^2-\frac{2A}{q}\sqrt{A^2-a^2}+\left(\frac{A}{q}\right)^2}+A\left(\frac{1}{q}-1\right)}\right\}\right|$$

$$=\lim_{q\to0}\left|k\left[\frac{-2A\sqrt{A^2-a^2}+2A^2}{\sqrt{(Aq)^2-2Aq\sqrt{A^2-a^2}+A^2}+A(1-q)}\right]\right|=k\left(A-\sqrt{A^2-a^2}\right)$$

由于 $q\to0$、$z\to A$，可求出焦点处的归一化声压为

$$\lim_{z\to A}\left|P_I\right|=k\left(A-\sqrt{A^2-a^2}\right) \tag{6.59}$$

其中，根据式 (6.51)，当 $h=A-\sqrt{A^2-a^2}$ 时，有

$$\lim_{z\to A}\left|P_I\right|=kh$$

得到焦点处的归一化声压值为 kh。

式 (6.56) 表明，当频率相同，即 k 为一定值时，不管共振器的开口半径有多大，焦点声压都是相同的。图 6.15 给出了具有相同深度 h 但开口半径不同

的共振器。各自的焦点位置用点 A 及点 B 表示，这些焦点的声压均为 kh。

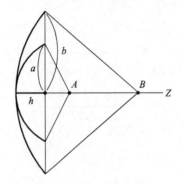

图 6.15　凹面共振器

需要注意的是，焦点处的归一化声压值为 kh。

6.6.7　焦点声压的近似值

假设与凹面共振器的半径 a 相比，共振器的曲率半径足够大，即当 $a \ll A$ 时，式 (6.51) 根据附录 E 的泰勒级数展开，可以推导出近似公式

$$h = A - \sqrt{A^2 - a^2} \approx A - A\left[1 - \frac{1}{2}\left(\frac{a}{A}\right)^2\right]$$

因此

$$h \approx \frac{a^2}{2A} \tag{6.60}$$

根据式 (6.50) 可得到

$$B \approx \sqrt{a^2 + \left(z - \frac{a^2}{2A}\right)^2} \approx x\sqrt{1 - \frac{a^2}{Az} + \frac{a^2}{z^2}}$$

$$\approx z\left[1 + \frac{1}{2}\left(\frac{a}{z}\right)^2 - \frac{1}{2}\left(\frac{a^2}{Az}\right)\right]$$

$$B \approx z + \frac{a^2}{2}\left(\frac{A - z}{Az}\right) \tag{6.61}$$

而声压 $|p|$ 可以用式 (6.49) 得到

$$|p| = \left| \omega\rho \frac{2V_m A}{k(A-z)} \sin\left[k\left(\frac{B-z}{2} \right) \right] \right|$$

其中，$q = \dfrac{A-z}{A}$。

另外，如式 (6.54) 所示，由于归一化声压可以表示为

$$|P_I| = \frac{|p|}{\rho c |V_m|}$$

得到

$$|P_I| = \frac{|p|}{\rho c |V_m|} = \left| \frac{2A}{A-z} \sin\left[\frac{k}{2}(B-z) \right] \right|$$

将式 (6.61) 代入得到

$$\left| \tilde{P}_I \right| = \left| \frac{2A}{A-z} \sin\left(\frac{k}{2} \frac{a^2}{2} \frac{A-z}{Az} \right) \right| = \left| \frac{2A}{A-z} \sin\left(\frac{\pi a^2}{2\lambda A} \frac{A-z}{z} \right) \right| \tag{6.62}$$

相对于准确的归一化声压 P_I，在此可以用近似的归一化声压 $\tilde{P}_I$ 表示。假设将 z 轴转换为以焦距 A 进行归一化的轴 Z，令 $Z = \dfrac{z}{A}$，且 $D = \dfrac{a^2}{\lambda A}$，那么可得到

$$\left| \tilde{P}_I \right| = \left| \frac{2}{1-Z} \sin\left[\frac{\pi D}{2} \left(\frac{1}{Z} - 1 \right) \right] \right| \tag{6.63}$$

将该 D 称为 D 常数（或 D 因子），可作为表示凹面共振器焦点附近聚集程度的参数使用。

在 D 常数为 1, 2, 3 的条件下归一化声压绝对值的变化情况如图 6.16 所示。横轴为以焦距 A 进行归一化的刻度。D 常数越大，最大声压的位置越接近 $Z=1$，即越接近共振器的焦点位置。还可以看出，$Z=1$ 位置处的归一化声压值为 π、2π、3π。并且，当峰值在焦点附近变大时，归一化声压在此前后都急剧下降。

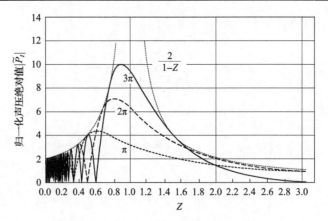

图 6.16　归一化声压绝对值的变化情况

将 $h \approx \dfrac{a^2}{2A}$ 代入式 (6.56) 后，对焦点处的声压进行汇总，得到

$$\left.\left|\tilde{P}_I\right|\right|_{x=A} = \left|k\frac{a^2}{2A}\right| = \left|\frac{2\pi}{\lambda}\frac{a^2}{2A}\right| = \left|\pi\frac{a^2}{\lambda A}\right| = \pi D$$

在满足 $a \ll A$ 条件的圆形凹面共振器的焦点位置处有

$$\left.\left|\tilde{P}_I\right|\right|_{x=A} = \pi D \tag{6.64}$$

可以方便地估算出声压。

需要注意的是，当 $a \ll A$ 时，焦点处的归一化声压值为 πD。

6.6.8　圆形平面共振器与圆形凹面共振器特征比较

圆形平面共振器 z 轴上的归一化声压绝对值不会超过 2，在近距离声场 ($z \leqslant a^2/\lambda$) 中其值在 0～2 范围内。与此相对，在远距离声场 ($z > a^2/\lambda$) 中，随着声波的传递距离 z 逐渐增大，归一化声压值显示出由 2 逐渐下降的趋势 (图 6.8)。而在圆形凹面共振器中，归一化声压随着接近焦点位置而增加，其值会大于 2，在 $Z=1$ (归一化焦点位置) 之前达到峰值，在 $Z=1$ 的位置处取 πD 值，之后强度快速下降。该上升与下降的程度依赖于 D 常数，D 常数越大，峰值的位置越接近归一化焦点位置 $Z=1$，峰值也越大。另外，当超过峰值点的位置后，则显示出下降更为迅速的趋势 (图 6.16)。

6.7　点声源组成的阵列共振器

如图 6.17 所示，分析 x 轴上的点声源以 p_e 间隔排列时的方向性。各点声源不论向任何方向，都发射出同样强度的声波。但是此时，如 6.6 节所述，传递声波的声压振幅与传递距离成反比，逐渐减小，在距离观测点足够远的位置，如极端的无限远的位置，声压为零，无法继续进行分析，所以此处假设声波的振幅不取决于距离，而是固定值。

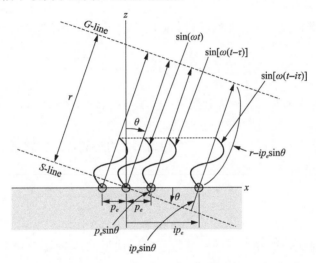

图 6.17　点声源组成的阵列共振器

假设观测点位于倾斜于 z 轴 θ 角的方向上，且足够远，可以认为连接各元件与观测点之间的各直线相互平行。也就是说，观测点位于图 6.17 的 G-line 上。假设原点到观测点(G-line)的距离为 r，用 $\sin(\omega t)$ 表示从原点(第 0 个元件)发射的声波，那么在 x 轴正方向上下一个相邻的元件(第 1 个元件)发射的声波行进了时间 τ 的距离。也就是更快地到达 G-line。该行进的时间 τ，相当于用 x 轴与 S-line 的距离 $p_e \sin\theta$ 除以声速 c 得到的时间，即

$$\tau = \frac{p_e \sin \theta}{c}$$

因此，第 i 个元件产生的声波行进了

$$i\tau = i\frac{p_e \sin\theta}{c} \tag{6.65}$$

的时间。其中 i 的取值范围是 $-N \leqslant i \leqslant N$，位于 x 轴的左侧时为负值，声波将延迟到达。

接下来就可以很方便地进行数值分析，如果用复数 $\mathrm{e}^{\mathrm{j}\omega t}$ 表示各元件发出的声波，那么第 i 个元件产生的声波可以表示为

$$\mathrm{e}^{\mathrm{j}\omega(t-i\tau)} = \cos\left[\omega(t-i\tau)\right] + \mathrm{j}\sin\left[\omega(t-i\tau)\right]$$

该波传递距离 r 后，到达观测点 G-line 的声波可以采用波数 $k=\omega/c$ 表示成

$$\mathrm{e}^{\mathrm{j}\omega\left(t-\frac{r}{c}-i\tau\right)} = \mathrm{e}^{\mathrm{j}(\omega t-kr-ikp_e \sin\theta)}$$

N 个元件夹着原点，成阵列配置，也就是当 $2N+1$ 个元件同时发射出声波时，求出足够远的位置形成的方向性。

从第 i 个元件发射出的声波，在距离 r 处的观测点产生的速度势(参照第 2 章)可以表示成

$$\phi_i = \frac{V_m}{4\pi r}\mathrm{e}^{\mathrm{j}(\omega t-kr-ikp_e \sin\theta)} \tag{6.66}$$

由于这是点声源模型，使用了与距离 r 成反比逐渐减小的模型。并且，$V_m=4\pi a^2$，V_m 表示的是体积速度。

因此，在角度 θ 方向上的观测点，由所有元件构成的观测点的速度势 $\Phi(\theta)$ 可以表示为

$$\Phi(\theta) = \sum_{i=-N}^{N}\phi_i = \sum_{i=-N}^{N}\frac{V_m}{4\pi(r+ip_e \sin\theta)}\mathrm{e}^{\mathrm{j}(\omega t-kr-ikp_e \sin\theta)}$$

当观测点距离声源足够远时，通过菲涅耳近似，也就是当 r 足够大，满足 $r \gg Np_e$ 时，$4\pi(r+ip_e \sin\theta) \approx 4\pi$，可得到

$$\hat{\Phi}(\theta) = \frac{V_m}{4\pi r}\mathrm{e}^{\mathrm{j}(\omega t-kr)}\sum_{n=-N}^{N}\mathrm{e}^{\mathrm{j}(-ikp_e \sin\theta)} \tag{6.67}$$

利用等比级数求和公式，可得到

$$\hat{\Phi}(\theta) = \frac{V_m}{4\pi r} \mathrm{e}^{\mathrm{j}(\omega t - kr)} \mathrm{e}^{\mathrm{j}(Nkp_e \sin\theta)} \frac{1 - \mathrm{e}^{-\mathrm{j}(2N+1)kp_e \sin\theta}}{1 - \mathrm{e}^{-\mathrm{j}kp_e \sin\theta}}$$

进而，利用正弦波函数，可以表示成

$$\hat{\Phi}(\theta) = \frac{V_m}{4\pi r} \mathrm{e}^{\mathrm{j}(\omega t - kr)} \frac{\sin\left[\dfrac{1}{2}(2N+1)kp_e \sin\theta\right]}{\sin\left(\dfrac{1}{2}kp_e \sin\theta\right)} \tag{6.68}$$

当角度 $\theta=0$ 时，式(6.68)为不定型，在此利用洛必达法则，可以求出 $\theta \to 0$ 时 $\hat{\Phi}(\theta)$ 的极限值：

$$\lim_{\theta \to 0} \hat{\Phi}(\theta) = \lim_{\theta \to 0} \frac{V_m}{4\pi r} \mathrm{e}^{\mathrm{j}(\omega t - kr)} \cdot \frac{\dfrac{\mathrm{d}}{\mathrm{d}\theta}\left\{\sin\left[\dfrac{1}{2}(2N+1)kp_e \sin\theta\right]\right\}}{\dfrac{\mathrm{d}}{\mathrm{d}\theta}\left[\sin\left(\dfrac{1}{2}kp_e \sin\theta\right)\right]} \tag{6.69}$$

$$= \frac{V_m}{4\pi r} \mathrm{e}^{\mathrm{j}(\omega t - kr)} \cdot (2N+1)$$

方向性 $\mathscr{R}$ 可以通过任意角度 θ 的速度势(或声压)绝对值与 $\theta=0$ 方向上的速度势(或声压)绝对值的比求出，如图 6.17 所示的点声源阵列模型中的方向性为

$$\mathscr{R} = \frac{|\hat{\Phi}(\theta)|}{|\widetilde{\Phi}(0)|} = \left|\frac{\sin\left[\dfrac{1}{2}(2N+1)kp_e \sin\theta\right]}{(2N+1)\sin\left(\dfrac{1}{2}kp_e \sin\theta\right)}\right| \tag{6.70}$$

角度 θ 在接近 0 的范围内，$\sin\left(\dfrac{1}{2}kp_e \sin\theta\right) \approx \dfrac{1}{2}kp_e \sin\theta$，因此可得到

$$\mathscr{R} = \frac{|\hat{\Phi}(\theta)|}{|\widetilde{\Phi}(0)|} \approx \left|\frac{\sin\left(\dfrac{2N+1}{2}kp_e \sin\theta\right)}{\dfrac{2N+1}{2}kp_e \sin\theta}\right| \tag{6.71}$$

但是，作为条件，需要注意使用菲涅耳近似的点，也就是相对于点声源阵列共振器宽度而言观测距离足够远且角度 θ 接近 0 的点，才能使近似成立。

假设一个共振器的长度等于 $2N+1$ 个点声源以间距 p_e 排列的长度，当 $\dfrac{2N+1}{2}p_e=a$ 时，需要注意的是，该共振器的方向性与宽度为 $2a$ 的方形共振器的方向性公式(6.29)具有相同形式。也就是说

$$\mathcal{R}=\left|\frac{\sin\left(\dfrac{2N+1}{2}kp_e\sin\theta\right)}{\dfrac{2N+1}{2}kp_e\sin\theta}\right|=\left|\frac{\sin(ka\sin\theta)}{ka\sin\theta}\right| \tag{6.72}$$

6.8　具有有限宽度元件的阵列共振器

在 6.7 节中，假设阵列共振器的点声源排列整齐，并考虑了其方向性，但实际的阵列共振器是具有有限宽度的方形共振器在 xy 平面上平行排列，即如图 6.18 所示的共振器。各元件分别形成了方形平面共振器的声场。其方向性可以用式(6.73)表示：

$$\mathcal{R}=\frac{\sin\left(k\dfrac{w}{2}\sin\theta\right)}{k\dfrac{w}{2}\sin\theta} \tag{6.73}$$

由于式(6.73)中的元件宽度 $w=2a$(图 6.18)，可将 $a=\dfrac{w}{2}$ 及 $\beta=\theta$ 代入式(6.29)得到结果。

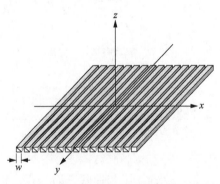

图 6.18　阵列共振器

由式(6.73)可知，1 个元件所产生的方向性随着共振器宽度 w 而变化。其形态如图 6.19 所示。该图的上半部分由共振器 z 轴角度的极坐标表示，下半部分由 z 轴到横轴的角度 θ 表示。图中的 $\theta_{0.5}$ 表示 $\theta=0$ 方向上方向性为 1 时方向性强度为一半的方向角。

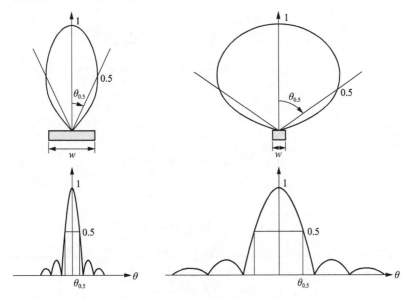

图 6.19　1 个元件的方向性

也就是说，方向性的值为一半时，有

$$\mathscr{R} = \frac{\sin\left(k\dfrac{w}{2}\sin\theta_{0.5}\right)}{k\dfrac{w}{2}\sin\theta_{0.5}} = 0.5$$

从 sinc 函数的数据表读取数值，可得到 $k\dfrac{w}{2}\sin\theta_{0.5}=1.9$，因此有

$$\theta_{0.5} = \arcsin\left(\frac{3.8}{kw}\right) \tag{6.74}$$

根据式(6.74)，当波数 k 一定时，共振器宽度 w 越小，$\theta_{0.5}$ 越大。

接下来尝试求解大量共振器排列在一起时的整体方向性。如图 6.20 所示，设元件宽度为 w_e，元件横向排列的间距为 p_e。$2N+1$ 个元件排列形成的阵列共振器的整体宽度为 w_w。其中，元件与元件间的距离称为元件间距，为了方便，该阵列共振器宽度 w_w 比物理学上共振器的宽度短了 1 个元件间距。

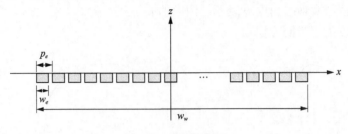

图 6.20 共振器振子

也就是说

$$w_w = (2N+1)p_e - (p_e - w_e)$$

其中

$$p_e - w_e \ll (2N+1)p_e$$

有

$$w_w \approx (2N+1)\,p_e$$

那么，当各元件为非点声源，宽度为 w_e 的方形共振器以间距为 p_e 构成阵列时，会有什么样的方向性呢？

1 个点声源在距离 r 位置处的速度势为

$$\phi = \frac{V_m}{4\pi r}e^{j(\omega t - kr)}$$

与此相对，宽度为 $2a$ 的共振器的方向性为

$$\mathcal{R} = \frac{\sin(ka\sin\theta)}{ka\sin\theta}$$

各元件产生的声波将不被视为点声源，因此有必要将其考虑成取决于角度 θ 的声波。也就是说，宽度为 w_e 的 1 个方形元件产生的速度势为

$$\frac{V_m}{4\pi r}e^{j(\omega t-kr)}\frac{\sin\left(k\frac{w_e}{2}\sin\theta\right)}{k\frac{w_e}{2}\sin\theta} \tag{6.75}$$

因此，该方形元件产生的方向性可以用式(6.75)替换式(6.68)的 $\frac{V_m}{4\pi r}e^{j(\omega t-kr)}$ 项得到

$$\Phi(\theta)=\left[\frac{V_m}{4\pi r}e^{j(\omega t-kr)}\frac{\sin\left(k\frac{w_e}{2}\sin\theta\right)}{k\frac{w_e}{2}\sin\theta}\right]\frac{\sin\left[\frac{1}{2}(2N+1)kp_e\sin\theta\right]}{\sin\left(\frac{1}{2}kp_e\sin\theta\right)} \tag{6.76}$$

方向性为

$$\mathscr{R}=\frac{|\Phi_\theta|}{|\Phi_0|}=\left|\frac{\sin\left(k\frac{w_e}{2}\sin\theta\right)}{k\frac{w_e}{2}\sin\theta}\cdot\frac{\sin\left[\frac{1}{2}(2N+1)kp_e\sin\theta\right]}{(2N+1)\sin\left(\frac{1}{2}kp_e\sin\theta\right)}\right| \tag{6.77}$$

式(6.77)是用元件的方向性即各方形共振器的方向性乘以点声源形成的阵列的方向性而组成的公式。

下面通过具体的数值来分析其特性。

首先，假设各元件都是点声源，由 25 个点声源排列构成阵列共振器，考虑从各点声源同时发出声波的模型。此时各参数如表 6.1 所示。

表 6.1　阵列共振器参数 1

参数	符号	数值
声速	c	1530m/s
频率	f	4MHz
元件宽度	w_e	0.35mm
元件间距	p_e	0.6mm
元件数	N	25
波数	k	16.4rad/mm

如图 6.21 所示,将式 (6.77) 所得数值绘制成以 θ 为横轴的分布图。由于声波在同相位下发射,在 0°方向上将产生最强的声波。设该值为 1,在约 ±40°的方向上也显示出了强度为 1 的特性。0°方向上的超声波束称为主瓣 (main lobe) 或主波束,其他方向上强度到达 1 的波束称为栅瓣 (grating lobe) 或副瓣。

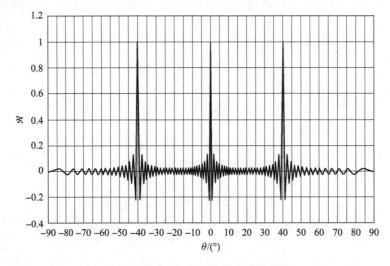

图 6.21　无方向性声源排列时的特性

图 6.21 显示的是点声源即无方向性声源排列时的特性,而当各声源具有方向性时,如式 (6.76) 所示,将阵列所具有的方向性与各声源所具有的方向性相乘。因此,当声源具有如表 6.1 所示的有限元件宽度,角度 θ 相比于 0°方向打开时,声源的大小下降。该特性就是栅瓣受到抑制的特性。

图 6.22 显示的是该方向特性。其中,方向性强度 (纵轴) 取绝对值。由图可知,当各元件的宽度变大时,副瓣的强度相对于主瓣减弱。

接下来根据表 6.1 的条件,当元件宽度与元件间距相等,同为 0.6mm 时,会出现如图 6.23 所示的结果。方向性为 0 的位置称为 Null (空),如图所示,一个元件的方向性起始空位置与阵列共振器栅瓣的位置重合,所以显示出了栅瓣被抵消的特性。由于元件宽度等于元件间距,与宽度为 0.6×25=15mm 的单板共振器所产生的方向性一致,不再是阵列共振器,因此也可以认为不会产生栅瓣。

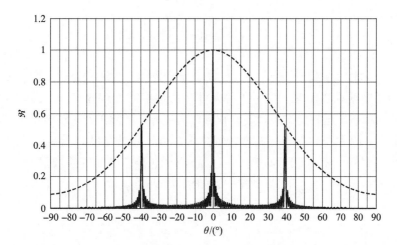

图 6.22　各声源具有方向性时的特性

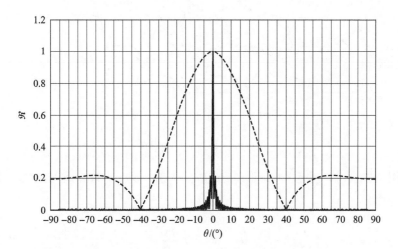

图 6.23　当元件宽度与元件间距相等时的特性

需要注意的是，有限宽度元件的阵列共振器产生的方向性是

$$\mathscr{R} = \frac{|\Phi_\theta|}{|\Phi_0|} = \left| \frac{\sin\left(k\dfrac{w_e}{2}\sin\theta\right)}{k\dfrac{w_e}{2}\sin\theta} \cdot \frac{\sin\left[\dfrac{1}{2}(2N+1)kp_e\sin\theta\right]}{(2N+1)\sin\left(\dfrac{1}{2}kp_e\sin\theta\right)} \right|$$

6.9　栅瓣的发生原理

对于为什么会产生栅瓣，下面通过图 6.24 进一步详细说明其产生的原理。为了方便说明，图示显示了各元件在初始相位为 0 的状态下同时发射正弦声波的状态。这种情况下，在 z 轴方向的远方，各元件产生的波都以相同的相位到达，因此观察到较强的波，而在图 6.24 所示的角度 θ_S 方向上也观测到了与此相同的声波。其原因在于，当 $p_e \sin\theta_S$ 的长度与波长的整数倍一致时，θ_S 方向上的声波的相位会出现全部一致的情况。

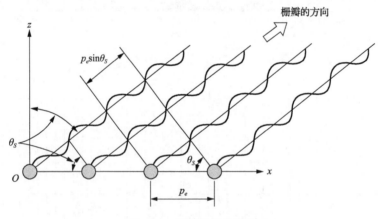

图 6.24　栅瓣的发生原理

用公式表示，就是当 $p_e \sin\theta_S = n\lambda$ 成立时的情况。因此，此时的角度 θ_S 可以表示成

$$\theta_S = \arcsin\left(\frac{n\lambda}{p_e}\right) \tag{6.78}$$

其中，p_e 为元件间距；λ 表示波长；$n=1, 2, \cdots$，图 6.24 显示的是 $n=1$ 的情况。

假如该栅瓣在 90°以内，在超声诊断装置及鱼群探测器等装置中，当通过收发超声波信息获取共振器前方的影像时，会出现假像。该现象产生在影像仪指向的波束方向上，虽然是主波束的方向，但是无法分辨是从该方向获取的回声信号还是从栅瓣得到的信号。那么，为了防止这样的现象，需要怎么做呢？

解决方法是，假如能保证栅瓣角 θ_S 在 90°以上，该栅瓣就不会在共振器的前方出现，实际上栅瓣也就不存在了。也就是说，式 (6.78) 要满足以下条件：

$$\theta_S = \arcsin\left(\frac{n\lambda}{p_e}\right) \geqslant \frac{\pi}{2} \tag{6.79}$$

例如，假设能够确定超声波的波长 λ，那么将阵列共振器的间距 p_e 设计为满足式 (6.79) 的条件即可。但是，在实际的装置中，为了获取共振器前方的图像，有必要用作为主瓣的超声波束对探索区域进行扫描，因此需要更为严苛的条件。例如，即便是上述条件中阵列共振器的间距已经确定，如果超声波束也就是主瓣方向相对于 z 轴向左倾斜 45°，栅瓣的位置将会位于右侧 45°。如此一来，就无法分辨出是从左右的哪个方向收到了超声波信号。也就是说，要对 z 轴方向打开 90°的扇形区域进行扫描，仅仅满足式 (6.79) 的条件是不充分的。

那么，分析主波束的方向与 z 轴呈角度 θ_m 的情况。如图 6.25 所示，假设第一个共振器 (以第 0 个共振器作为坐标的原点) 球面波的半径为 $p_e\sin\theta_m$。此时，栅瓣的波面是各元件发射的波的相位一致的面，位于直线 AB 之上。从第 0 个共振器发出的波行进 1 个波长所花费的时间，与由第 1 个共振器产生的波传递 $p_e\sin\theta_m$ 距离的时间相同。也就是说，沿栅瓣方向传递的两个波面，在直线 AB 上一致。在点 B 包含角 θ_S 且斜边为 a 的直角三角形满足：

$$a\sin\theta_S = p_e\sin\theta_m \tag{6.80}$$

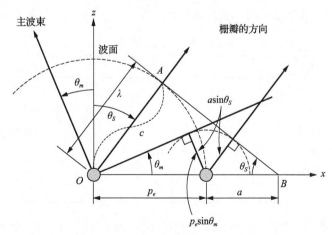

图 6.25　表示共振器的三角形 AOB

另外，根据图 6.25 中三角形 *AOB* 的相似性质，可以很容易推导出以下关系式：

$$\frac{p_e + a}{a} = \frac{\lambda}{a \sin \theta_S} \tag{6.81}$$

假设式 (6.80) 及式 (6.81) 联立方程的解为 p_e，那么可得到

$$p_e = \frac{\lambda}{\sin \theta_S + \sin \theta_m} \tag{6.82}$$

当栅瓣角 θ_S 为 90° 时，无法从共振器检测出栅瓣，将 $\sin \theta_S = 1$ 代入式 (6.82)。另外，不管主波束是正还是负，由于栅瓣夹着 z 轴出现在与主波束方向相反的位置，所以要取 $\sin \theta_m$ 的绝对值。然而，为了避免产生栅瓣，间距 p_e 需要满足式 (6.83) 的条件：

$$p_e \leqslant \frac{\lambda}{1 + |\sin \theta_m|} \tag{6.83}$$

下面用实际的例子来分析。假设在 3MHz 的超声波中，声速为 1530m/s 时，生物体内的波长 λ 为 0.5mm。当主波束的方向为 −45° 时，将 $\theta_f = -\pi/4$ 与 $\lambda = 0.5$mm 代入式 (6.83) 中，求 p_e。在该条件下，式 (6.83) 中共振器的间距必须在 0.3mm 以下。在表 6.2 的条件下，利用式 (6.80) 计算方向性，得到的结果如图 6.26 所示。从该图可以看出，与 −45° 方向的主波束相对应的反向的正角内，在 85° 附近受栅瓣的影响，出现了很大的峰值，而在其他角度下并不存在栅瓣。

表 6.2　阵列共振器参数 2

参数	符号	数值
声速	c	1530m/s
频率	f	3MHz
元件宽度	w_e	0.25mm
元件间距	p_e	0.3mm
元件数	N	46
波数	k	12.3rad/mm

在式 (6.83) 的条件下，90° 以内应该不存在栅瓣，但图 6.26 中 85° 附近的特性是因式 (6.80) 使用了近似公式而产生的。因此，实际设计中，需要使用

比式(6.83)的条件更为严格的更小的 p_e。

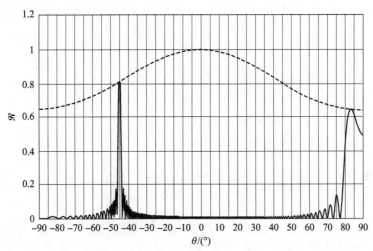

图 6.26　主波束在 $\theta_m = -45°$ 时的方向性

需要注意的是，在观测区域内不产生栅瓣的条件是元件间距

$$p_e \leqslant \frac{\lambda}{1 + |\sin \theta_m|}$$

6.10　主波束的偏转

6.9 节中主波束的方向与 z 轴一致，本节分析向右偏转 θ_l 角度的状态。为了得到这一状态，只要依次改变各元件发射声波的初始相位，使发射声波的波面朝向 θ_m 方向即可。用复数表示各元件发射的声波，可表示成 $\mathrm{e}^{j\omega(t+\tau_i)}$。

其中，τ_i 表示第 i 个元件发送信号时的初始相位，那么

$$\tau_i = i\frac{1}{c}p_e \sin \theta_m \tag{6.84}$$

用波数 k_i 表示该初始相位，可得到

$$k_i = \omega\tau_i = i\frac{\omega}{c}p_e \sin \theta_l = ikp_e \sin \theta_m \tag{6.85}$$

其中，θ_l 为主波束偏角。

在 6.9 节中，当所有元件同时发射声波时，求出了角度 θ 方向上观测点的速度势。但这里如式 (6.85) 所示，由于各元件所发出声波的相位不同，观测点处来自所有元件的速度势可以用下述公式表示：

$$\Phi_{\theta_m}(\theta) = \sum_{i=-N}^{N} \frac{V_m}{4\pi(r + ip_e \sin\theta)} e^{j(\omega t + ikp_e \sin\theta_m - kr - ikp_e \sin\theta)}$$

这里的 $\Phi_{\theta_m}(\theta)$ 是主波束朝向 θ_m 方向传递时在 θ 方向的速度势。根据菲涅耳近似，$4\pi(r + ip_e \sin\theta) \approx 4\pi r$，可得到

$$\Phi_{\theta_m}(\theta) = \frac{V_m}{4\pi r} e^{j(\omega t - kr)} \sum_{i=-N}^{N} e^{j(ikp_e \sin\theta_m - ikp_e \sin\theta)} \tag{6.86}$$

另外，由于方向性不依赖于共振器的体积速度 Q，仅由 exp 项决定，而且由于到观测点的距离 r 与时间 t 也是共通的，并不会对方向性带来影响，所以在求方向性时，可以省略振幅关系式 $\frac{V_m}{4\pi r} e^{j(\omega t - kr)}$，利用式 (6.87) 计算即可：

$$\bar{\Phi}_{\theta_m}(\theta) = \sum_{i=-N}^{N} e^{jikp_e \sin\theta_m - jkp_e \sin\theta} = \sum_{i=-N}^{N} e^{jikp_e(\sin\theta_m - \sin\theta)} \tag{6.87}$$

$\bar{\Phi}_{\theta_m}(\theta)$ 表示省略了 $\frac{V_m}{4\pi r} e^{j(\omega t - kr)}$ 的速度势。

对式 (6.87) 进行展开后，可得到

$$\bar{\Phi}_{\theta_m}(\theta) = e^{jNkp(\sin\theta_m - \sin\theta)} \left[1 + e^{jkp(\sin\theta_m - \sin\theta)} + e^{j2kp(\sin\theta_m - \sin\theta)} + e^{j3kp(\sin\theta_m - \sin\theta)} \right.$$
$$\left. + \cdots + e^{-j(2N-1)kp(\sin\theta_m - \sin\theta)} + e^{-j2Nkp(\sin\theta_m - \sin\theta)} \right]$$

根据等比级数求和公式，有

$$\bar{\Phi}_{\theta_m}(\theta) = e^{jNkp(\sin\theta_m - \sin\theta)} \frac{1 - e^{-j(2N+1)kp(\sin\theta_m - \sin\theta)}}{1 - e^{-jkp(\sin\theta_m - \sin\theta)}}$$

$$\bar{\Phi}_{\theta_m}(\theta) = \frac{\sin\left[\frac{1}{2}(2N+1)kp_e(\sin\theta_m - \sin\theta)\right]}{\sin\left[\frac{1}{2}kp_e(\sin\theta_m - \sin\theta)\right]} \tag{6.88}$$

当 θ 在 θ_m 附近时，有

$$\overline{\varPhi}_{\theta_m}(\theta) \approx \frac{\sin\left[\frac{1}{2}(2N+1)kp_e(\sin\theta_m - \sin\theta)\right]}{\frac{1}{2}kp_e(\sin\theta_m - \sin\theta)}$$

当 $\theta = \theta_m$ 时，有

$$\overline{\varPhi}_{\theta_m}(\theta_m) = (2N+1)\lim_{\theta\to\theta_m}\frac{\sin\left[\frac{1}{2}(2N+1)kp_e(\sin\theta_m - \sin\theta)\right]}{\frac{1}{2}(2N+1)kp_e(\sin\theta_m - \sin\theta)} = 2N+1 \qquad (6.89)$$

$$\left|\frac{\overline{\varPhi}_{\theta_m}(\theta)}{\overline{\varPhi}_{\theta_m}(\theta_m)}\right| = \left|\frac{\sin\left[\frac{1}{2}(2N+1)kp_e(\sin\theta_m - \sin\theta)\right]}{(2N+1)\sin\left[\frac{1}{2}kp_e(\sin\theta_m - \sin\theta)\right]}\right| \qquad (6.90)$$

如 6.9 节所述，各元件为方形元件，这种元件产生的方向性可以表示为

$$\frac{\sin\left(k\frac{w_e}{2}\sin\theta\right)}{k\frac{w_e}{2}\sin\theta}$$

乘以式 (6.90) 后得到

$$\left|\frac{\overline{\varPhi}_{\theta_m}(\theta)}{\overline{\varPhi}_{\theta_m}(\theta_m)}\right| = \left|\frac{\sin\left(k\frac{w_e}{2}\sin\theta\right)}{k\frac{w_e}{2}\sin\theta} \cdot \frac{\sin\left[\frac{1}{2}(2N+1)kp_e(\sin\theta_m - \sin\theta)\right]}{(2N+1)\sin\left[\frac{1}{2}kp_e(\sin\theta_m - \sin\theta)\right]}\right| \qquad (6.91)$$

按照表 6.3 的数值进行具体的计算，绘制分布图。为了方便与 6.9 节中的讨论进行对比，将该条件设置成与表 6.3 中等同的条件。图 6.27 是 $\theta_m = 0$ 的情况，主波束朝向 z 轴方向。与此相对，主波束在 $\theta_m = 15°$ 方向时的方向性如图 6.28 所示。但是，以该图为例进行说明时，限于篇幅，直接给出了出现栅瓣的条件。从该图可以看出，主波束移动到了 15° 的位置，需要注意的是，栅瓣的位置也同时发生了移动，而相对于主波束与栅瓣的移动，元件宽度所影响的方

向性(该图虚线的特性)并未发生变化。因此，根据条件的不同，可能会出现栅瓣的强度大于主波束的情况。

　　如图 6.23 所示，在元件宽度与元件间距一致的阵列共振器中，不会产生栅瓣。但是，即便保持共振器条件不变，如果将主波束偏转 $\theta_m=15°$，栅瓣会再次出现，如图 6.29 所示。例如，当元件宽度与元件间距一致，元件之间没有间隙，被视为一个共振器时，若主波束偏向 0° 以外的方向，声波的相位面就会变成如图 6.30 所示的阶梯状，此时该阶梯的间距为 p_e，就会出现由此引起的栅瓣。

表 6.3　　阵列共振器参数 3

参数	符号	数值
声速	c	1530m/s
频率	f	4MHz
元件宽度	w_e	0.35mm
元件间距	p_e	0.6mm
元件数	N	25
波数	k	16.4rad/mm
主波束偏角	θ_l	15°

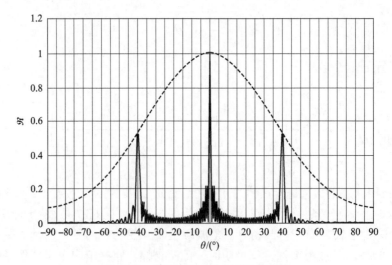

图 6.27　主波束在 z 轴上时的方向性

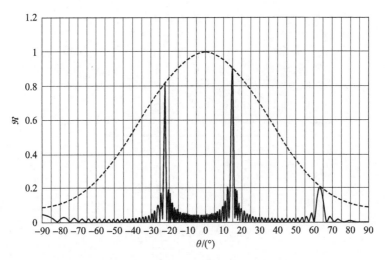

图 6.28 主波束在 $\theta_m = 15°$ 时的方向性

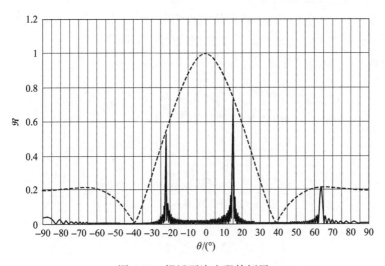

图 6.29 栅瓣再次出现的例子

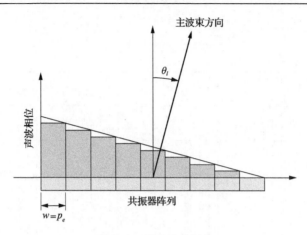

图 6.30　阶梯状的相位

练 习 题

问题 6.1　当半径为 r 的球面上的声能一定时，证明在距离点声源为 r 的位置的声压 p 与该距离成反比。

问题 6.2　请说明即使振动元件数与元件间距等其他条件都相同的阵列共振器，当超声波频率不同时，产生栅瓣的角度也不同。

问题 6.3　试推导下述公式：

$$\phi = \frac{V_m e^{j(\omega t - kr_0)}}{2\pi r_0} \iint e^{-jk(x\cos\alpha + y\cos\beta)} dxdy$$

$$= \frac{V_m e^{j(\omega t - kr_0)}}{2\pi r_0} \int_{-a}^{a} e^{jkx\cos\alpha} dx \int_{-b}^{b} e^{jky\cos\beta} dy$$

$$\phi = \frac{u e^{j(\omega t - kr_0)}}{2\pi r_0} \cdot \frac{\sin(ka\cos\alpha)}{ka\cos\alpha} \cdot \frac{\sin(kb\cos\beta)}{kb\cos\beta}$$

参 考 文 献

[1] H. T. O'Neil: Theory of Focusing Radiators, J. Acoust. Soc. Am., Vol. 21, No. 5, pp.516-526（1949）

[2] 実吉，菊池，能本（監修）：超音波技術便覧，日刊工業新聞社(1989)

[3] 超音波便覧編集委員会（編）：超音波便覧，資料編, p. 718，丸善(1999)

[4] 日本電子機械工業会（編）：医用超音波機器ハンドブック（改訂），コロナ社(1997)

[5] 伊東，望月：超音波診断装置，コロナ社(2010)

第 7 章　声波的应用

利用声波的特性产生的发明很多，本章针对超声多普勒效应的技术应用进行详细说明。

7.1　动物的声波利用

人以外的生物也会利用超声波，有的动物利用超声波来感知前方的障碍物及猎物的位置。最具代表性的就是蝙蝠，它们主要在夜间飞行，因此比起视觉信息，它们利用声音的能力更为发达。蝙蝠从鼻子发射出超声波脉冲，耳朵接收前方的障碍物及猎物如飞蛾等反射的回声。通过超声波的发射方向及回声返回的时间，可以获知障碍物的位置及距离。另外，当飞蛾等猎物正在移动时，由于多普勒效应，声波的频率发生变化，通过这种方式感知自己与飞蛾的相对移动速度。这种方法称为回声定位法。甚至还有一种蝙蝠能够像线性调频信号那样，从口中发射出调频声波(在信号处理领域称为线性调频信号)来提升回声定位精度。通常认为在这种蝙蝠体内存在一种能将获取的调频超声波脉冲的回声信号通过反滤波器进行脉冲压缩，以提高灵敏度及分解能力的信号处理机制。

然而，飞蛾并不会坐以待毙成为蝙蝠口中的美食，它们同样能够感知蝙蝠发射出的超声波，以此对蝙蝠的攻击做出回避行动。据说其中有些飞蛾甚至能够发射一种干扰超声波，以混淆蝙蝠，寻求逃生的机会。这与战斗机通过雷达捕捉到敌机时，对方战斗机发射干扰电磁波来扰乱雷达的战术完全相同，由此生物之间几近惨烈的生存竞争可窥见一斑。

除此之外，能够有效利用超声波的还有海豚。海豚的头部具有能够产生超声波的发射器，并且还有一个称为额隆体的组织，能够将发射的超声波束聚集到前方，起到声透镜的作用。海豚利用向前方发射的超声波脉冲的回声识别障碍物及猎物等位置的方法与蝙蝠完全相同。只是海豚不仅仅具备这种回声定位能力，还会发射出较强的超声波，瞬间将猎物小鱼击晕，达到捕食的目的。这正是第 8 章要介绍的超声波能量的应用。

人类也在各种各样的领域，使用了与蝙蝠及海豚利用超声波相同的技术。下面选取部分独特的使用方式进行介绍。

7.2 参数化扬声器

通常的扬声器都是以听到声音为目的的，当然产生的是可听声。由于可听声的频率范围为 20Hz～20kHz，只要不是特别大尺寸的扬声器，通常都会利用声波的衍射效应实现向四面八方的扩散传播。因此，使用这种扬声器向周围的人传递音乐及话语是非常方便的，但是由于扩散衰减的问题，并不适合向远方传播声音。因此，为了尽可能减少声音的扩散，使声波向目标方向传播，通常会使用锥形筒，对着筒口讲话，也就是扩音筒。另外，提高声音传播方向性的技术包括：反向利用 4.3.4 节所述的麦克风阵列的扬声器排列技术，以及本章介绍的利用声音非线性传播特性的参数化扬声器技术。

作为声波的性质，频率升高，声波的衍射效果下降，有直进性提高、方向性增强的倾向。因此，为了提升方向性，首先考虑的是增大扬声器输出声波的频率，但是单纯提高声波的频率，就会脱离可听频率的范围，也就听不到声音了，这样一来扬声器就失去了意义。然而，假如用声音信号调制可听频率范围外的连续超声波的振幅，然后通过扬声器将超声波发送到希望传播的方向，不可思议的是，接收信号的一方即便什么都不做，也能够听到调制后的声音信号。这就是由作为声音传输介质的空气的非线性传播特性引起的解调现象。

接下来进一步详细说明上述现象。有关声音的非线性特性，在第 6 章已经进行了说明，这里简要回顾一下，声压 p 与其引起的传输介质(这里是指空气)的密度变化率 $\Delta\rho/\rho$，如图 7.1 所示，呈现非线性的关系。也就是说，在声压较小的范围内，可以认为该变化率与声压呈现如下所示的比例关系：

$$p = A\left(\frac{\Delta\rho}{\rho}\right) \tag{7.1}$$

而在声压较大的范围内，声压可以用变化率加上变化率的平方项表示，此时线性关系不复存在，而是存在如下所示的关系：

$$p = A\left(\frac{\Delta\rho}{\rho}\right) + B\left(\frac{\Delta\rho}{\rho}\right)^2 = p_1 + p_2 \tag{7.2}$$

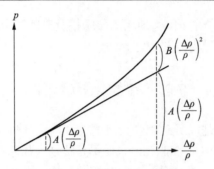

图 7.1　声音的非线性特性

　　扬声器被电信号驱动时，其前面的空气密度随着信号的变化而变化。假设该扬声器的驱动信号是比可听频率高的角频率为 ω 的连续波 $\cos(\omega t)$（这相当于通信系统中的载波），在声音信号 $s(t)$ 中振幅调制（AM）后得到的信号，那么该信号可以表示成

$$s(t)\cos(\omega t) \tag{7.3}$$

当该信号驱动扬声器时，扬声器正前方的空气密度变化率为

$$\frac{\Delta\rho}{\rho} = As(t)\cos(\omega t) \tag{7.4}$$

　　当该信号的振幅较小时，声压与该信号成比例变化，此时的声压可以表示成

$$p_1 = As(t)\cos(\omega t) \tag{7.5}$$

其中，为了方便计算，取 $A=1$。

　　这种声压的变化只是扬声器驱动信号的振幅提高到 A 倍，角频率 ω 依然处于可听频率范围之外，我们仍旧听不到。但是，当驱动信号的振幅增大时，声压相对于密度变化率就如式（7.2）所示，会被加上平方项。观察该平方项，当密度变化率 $\frac{\Delta\rho}{\rho} = s(t)\cos(\omega t)$ 时，声压为

$$p_2 = B\left(\frac{\Delta\rho}{\rho}\right)^2 = B[s(t)\cos(\omega t)]^2 = Bs^2(t)\cos^2(\omega t)$$

$$= \frac{Bs^2(t)}{2}[1 + \cos(2\omega t)]$$

因此可得

$$p_2 = \frac{Bs^2(t)}{2} + \frac{Bs^2(t)}{2}\cos(2\omega t) \tag{7.6}$$

由于角频率 2ω 的声压变化是在可听频率范围之外的，式(7.6)第二项的信号成分是无法作为声音被感受到的，而第一项 $\frac{Bs^2(t)}{2}$ 的频率的声压信号能够作为声音被听到。但是需要注意的是，它听起来是 $s^2(t)$ 的信号。

通信系统的信号处理中，AM 信号在接收信号的一侧被解调时，虽然存在利用平方特性计算出的平方检波，但是该检波是通过声音的非线性特性这一传输特性自然进行的，因此有时被称为自我解调。由于该解调与载波振幅的平方成正比增大，与此相反，如果载波在传递过程中逐渐衰减，则具有随之急剧减小的特征。

另外，声速与介质密度之间也存在非线性的关系，具有随着密度增大，声速逐渐增大的特征。因此，疏密波的密及疏的部分的声速是不同的。如图 7.2 所示，假设扬声器输出的声波是正弦波形式的疏密波，那么该波的频率成分只有基频成分 f_0。但是，当该疏密波在非线性介质中传播时，如 5.7 节所述，密的位置(图 7.2 中时间波形的正峰值位置)的声速比疏的位置(图 7.2 中时间波形的负峰值位置)的声速快，所以正弦波变成 "N" 字形，而且该变化随着声波的传递而累积。因此，这种由非线性产生的解调现象随着超声波的传递而累积增大，而另一方面，在传递过程中载波的声压由于扩散衰减及空气等吸收衰减逐渐减小，该解调现象减弱。因此，对于普通的扬声器，可听声的声压在近距离的位置相对较大，但是随着距离的增大声音会越来越小，而参数化扬声器如图 7.3 所示，具有声音在中距离传递中变大，在远处变小的特征。

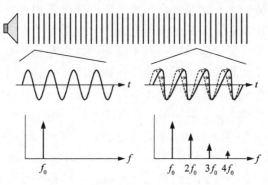

图 7.2　扬声器输出的正弦疏密波

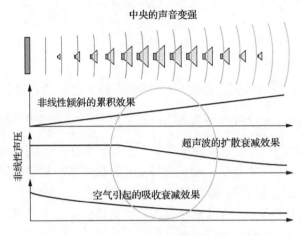

图 7.3　参数化扬声器的特性

而且，由于可听声是在超声波的传递过程中产生的，也就是说，会产生扬声器沿着传播方向排列的听觉效果。

　　由于参数化扬声器具有这种非常独有的特征，例如，在展览会会场等的展品前，只能听到该产品的说明，当位置变化后，听到的就是其他展位的说明；在铁道等站台上播放的乘车指南，在站台上能够听得到，而周边的住宅位置却听不到，因此被广泛用于噪声问题的解决中。

7.3　声音影像化

　　利用超声波的回声定位技术，在目标方向上能够形成具有很强方向性的波束，如 3.3 节及 5.5 节所述，这是因为随着声波频率的升高，衍射效果降低，像光那样的直进特性就会增强。利用该性质，形成了超声波束，从而实现了影像化。而超声诊断装置就是一个利用该性质的具体例子。

　　为了实现回声定位，就需要用到实施超声波收发的共振器。该共振器具有施加电压后伸长或收缩的特性，该特性称为压电效应。另外，从将电压变化转换为声压变化来看，也被称为转换器(transducer)。将该共振器放在方便接触患者身体进行检查的小盒子中，就形成了(超声波)探头(probe)。在探头的内部排列成阵列状的共振器(这里将这些单独的共振器称为元件)通常有100 多个，合理地延迟并驱动各个元件，如 6.8 节及 6.9 节所述，就会形成聚集声场，最终形成具有很强方向性的超声波束。该探头连接在超声诊断装置主机上。图 7.4 是超声诊断装置的断层图像显示功能的说明。首先由发射器产生超声波脉冲，该电脉冲驱动超声探头内的共振器振动，由此超声波脉冲被传输到生物体内。在生物体内，该入射超声波脉冲在达到各生物体组织的边界后，部分能量发生反射，形成反射波(回声)返回，同时，一部分作为透射波继续前进。另外，各组织边界上产生的回声，被发出声波的同一个共振器接收后，转变成接收信号。该接收信号是一种拥有超声振动频率成分的信号，被称为射频(radio frequency，RF)信号。该信号的振幅包含与组织边界处声阻抗成比例的信号，因此在检波器回路内，超声振动频率成分被去除，只剩下 RF 信号的振幅信息，被称为检波信号。若上述信号处理用通信学进行分析，发送超声波为载波，通过生物体内的边界信息受到振幅调制后返回的信号相当于 RF 信号。该信号在设备内通过检波器解调，相当于获取了生物体的边界信息。

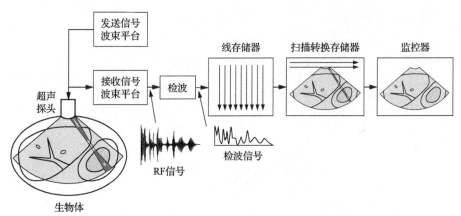

图 7.4　超声诊断装置的断层图像显示功能

　　由于以上处理都是在超声波束方向进行的，也就是从共振器来看，朝向超声波束行进的方向，最终能够获得生物体脏器的边界信息。因此，在扫描与波束成直角方向的声波时，包含上述边界信息的检波信号被记录在线存储器中。此处得到的检波信号称为行数据。在该线存储器阶段，生物体的断层图像还未形成。之后会在扫描转换存储器内形成图像。由于设备获取了超声波束的扫描角及诊断距离信息，结合这些信息，可以利用行数据在扫描转换存储器上形成断层图像。扫描转换存储器内的图像通过显示器(监控器)的光栅扫描读取。这种扫描转换存储器具有对超声波束进行写入扫描(scan)与配合监控器光栅扫描进行读取扫描的不同特征，这也是扫描转换存储器名称的由来。这种方式形成的图像称为 B 模式图像，在超声诊断装置内具有很多显示功能，而 B 模式图像是其中最基本的显示形式。

此外，为了提升断层图像的分辨率及画质，还开发出了被称为谐波成像的图像。这是超声波在生物体内传输时，如 7.2 节所述，受到介质非线性传递的影响，产生了谐波。因此，利用该谐波产生的回声信号构成图像，在得到高分辨率图像的同时，还能通过旁瓣得到假像较少的图像。通常由频率为 2 倍发射波频率(称为基频)的谐波(harmonic)信号成分构成断层图像。在普通的 B 模式图像中，除了发射过程中产生的超声波束外，还会在与主波束不同的方向上形成不少无用的被称为旁瓣的波束。并且，由于受到该旁瓣产生的回声信号的影响，无法区分回声信号是来自主波束还是来自旁瓣，所以形成的图像有时会混入假像和噪声。针对这样的情况，使用二次谐波成像时，由于产生的二次谐波与发射波振幅的平方成正比，在比主波束振幅小的旁瓣中，产生的二次谐波会更小。上述现象如图 7.5 所示。

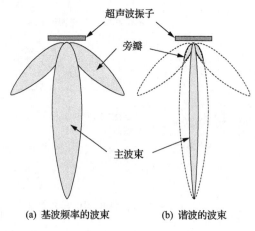

(a) 基波频率的波束　　　　　　(b) 谐波的波束

图 7.5　谐波成像

另外，图像的构成方法与 B 模式相同，即对超声波束扫描后，对波束上得到的回声信号进行检测，并将其排列在扫描转换存储器中成像。

7.4　多普勒效应

众所周知，振动源与观测点的相对运动引起了波的频率发生变化的现象。例如，当消防车及救护车靠近我们，以及驶过我们并逐渐远去时，我们听到的警笛声的声高(频率)是不同的。该现象最初是在 1842 年由多普勒(Johann

Christian Doppler) 首次提出的，也被称为多普勒效应。图 7.6 从视觉上简单描绘了这一现象，圆的中心为点声源，向右移动的同时，声波呈球面状散射。在声源的行进方向(右侧)波的间隔(图中圆的间隔)看起来较为密集，而在远离声源的方向(左侧)波的间隔看起来逐渐增大。并且，相对于声源的移动，直角(图的上下方向)方向上的间隔与声源静止时的间隔相同。这些间隔表示的是波长，图 7.6 的右侧间隔较为密集，也就是说波长逐渐变短，观测该声音时，可以观测到比声源静止时频率更高的声音。相反，当逐渐远离时，可以观测到低频的声音。该现象可以用下述两种情况来分析。

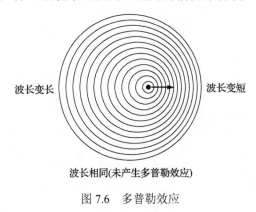

图 7.6　多普勒效应

1. 声源静止、观测点移动的情况

例如，在电车中听信号机发出的警报声。此时我们听到的声音就会受到多普勒效应的影响。假设信号机的声源为 S，我们的耳朵作为接收器 R，电车以 v_R 的速度逐渐靠近信号机(图 7.7)。由于 S 是静止的状态，可认为发出了一定频率的声音。假如电车停车，那么我们的耳朵 R 单位时间接收到的声波数量与声源 S 单位时间发出的声波数量 f_S 相同。也就是说，单位时间内观测到的接收信号一侧的 f_R 与 f_S 相等。那么，当电车以 v_R 的速度移动时，也就是 R 向 S 方向移动时接收信号，由于 R 向飞来的波移动，比静止时观测到更多的波。也就是说，在单位时间内 f_R 比 f_S 多观测到 f_d 个声波。若 S 的波长为 λ_S，则移动中的 R 比静止时单位时间内多观测到 v_R/λ_S 个波，此时观测到的波的频率 f_R 为

$$f_R = f_S + \frac{v_R}{\lambda_S} \tag{7.7}$$

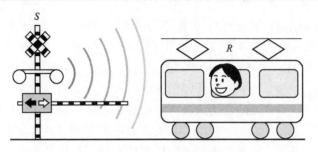

图 7.7　观测点靠近声源的情况

且由于 $\lambda_S = \dfrac{c}{f_S}$，代入式 (7.7) 可得

$$f_R = f_S + \frac{v_R}{c} f_S \tag{7.8}$$

观测到的频率与原来的频率不同，出现了偏移，因此可表示为

$$f_R = f_S + f_d$$

也就是

$$f_d = \frac{v_R}{c} f_S \tag{7.9}$$

相反，观测者以 v_R 的速度逐渐远离声源时，有

$$f_d = -\frac{v_R}{c} f_S$$

这里的 f_d 称为多普勒偏移频率或多普勒转换频率。

2. 声源移动、观测点静止的情况

警车及救护车驶过时的情况也是一样，警笛的声高 (频率) 听起来也是不同的。如图 7.8 所示，声源 S 以速度 v_S 靠近观测者 R。静止时声源的波长为 λ_S，声源 S 以频率 f_S 振动的同时，向 R 移动，如图 7.6 中右侧所示，波长逐渐变短。假设这个逐渐变短的距离为 $\Delta\lambda$，用声源在单位时间内移动的距离 v_S 除以 f_S 得到。因此，观察到的图 7.6 右侧的波长 λ_R 与静止时的波长相比短了 $\Delta\lambda$，即

$$\lambda_R = \lambda_S - \Delta\lambda \tag{7.10}$$

其中，$\Delta\lambda = v_S/f_S$。式(7.10)可以表示成

$$\frac{c}{f_R} = \frac{c}{f_S} - \frac{v_S}{f_S}$$

对该公式进行变形后，f_R 可以表示成

$$f_R = \frac{1}{1 - \dfrac{v_S}{c}} f_S \tag{7.11}$$

当 $\dfrac{v_S}{c} \ll 1$ 时，式(7.11)可以表示成

$$f_R = f_S + \frac{v_S}{c} f_S = f_S + f_d \tag{7.12}$$

假设 $v_R = v_S$，在速度相同的情况下，式(7.8)的多普勒偏移频率 f_d 与式(7.12)的值大致相等。因此，不管是声源移动还是观测点移动，只要它们的移动速度相同，那么多普勒偏移频率是相等的。

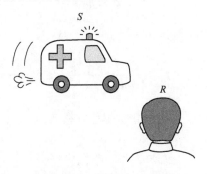

图 7.8　声源靠近观测者的情况

7.5　超声多普勒法测量血流

超声诊断装置可以根据血液发出的超声波回声信号推测出血液流动速度平均值，也就是具有推测血流速度的功能。从血液得到的回声信号的频率会

产生与血流速度成正比的多普勒偏移频率，通过回声信号求出该频率，可以推测出血流速度。超声诊断装置中，超声波的声源是静止的超声探头。由于血液在流动，在血液中设定观测点，就是 7.4 节中"声源静止、观测点移动的情况"。此时观测点处的频率 f_R 就是式(7.8)中的频率 f_R，即

$$f_R = \left(\frac{c + v_B}{c}\right) f_S \tag{7.13}$$

其中，v_B 是血液相对探头的流动速度。

该频率 f_R 的超声波在血液中被反射，形成回声信号的信号源。假设该声源的频率为 f_S'，那么式(7.13)可以写成

$$f_S' = \left(\frac{c + v_B}{c}\right) f_S \tag{7.14}$$

另外，由于血液以 v_B 的速度流动，也就是 7.4 节中"声源移动、观测点静止的情况"。因此，根据式(7.11)，可以求出探头观测到的回声信号的频率为

$$f = \frac{c}{c - v_B} f_S'$$

将式(7.14)代入该公式，得到

$$f = \frac{c}{c - v_B} f_S' = \frac{c}{c - v_B} \left(\frac{c + v_B}{c}\right) f_S = \frac{c + v_B}{c - v_B} f_S$$

因此，血液的回声信号的多普勒偏移频率 f_d 为

$$f_d = f - f_S = \frac{2 v_B}{c - v_B} f_S \tag{7.15}$$

通常，与声速相比，由于血流速度非常慢，当 $v_B \ll c$ 时，可得到近似公式

$$f_d \approx \frac{2 v_B}{c} f_S \tag{7.16}$$

如图 7.9 所示，当探头以角度 θ 对准以速度 v_B 流动的血流时，探头与血液虽然不在一条直线上，但是在直线方向上血流速度分量可表示为 $v = v_B \cos\theta$，

可得

$$f_d = \frac{2v_B \cos\theta}{c} f_S \tag{7.17}$$

因此，血流速度 v_B 可以表示成

$$v_B = \frac{c}{2f_S \cos\theta} f_d$$

可以通过上式求出血流速度 v_B。并且根据 $v_B \propto f_d$ 的关系可知，偏移频率越高，血流速度越快。

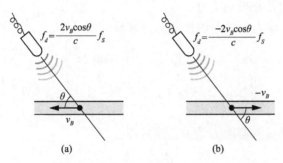

图 7.9 超声波与血流方向不在一条直线上的情况

7.6 超声多普勒偏移频率的检测

7.5 节讨论了超声多普勒偏移频率与血流速度成正比。本节将对求偏移频率的方法进行说明。

7.6.1 连续多普勒法

假设连续发射波为 $A\cos(2\pi f_S t)$，那么发生多普勒频移的接收波可以表示成

$$B\cos\left[2\pi(f_S + f_d)t + \beta\right]$$

其中，β 为发射波与接收波的相位差。用该接收波乘以与发射波频率相同的余弦信号 $\cos(2\pi f_S t)$ 后，可以得到用式 (7.18) 表示的信号（该余弦信号是图 7.14 及图 7.15 的参考波）：

$$B\cos\left[2\pi(f_S+f_d)t+\beta\right]\cos(2\pi f_S t)$$
$$=\frac{B}{2}\left\{\cos\left[2\pi(2f_S+f_d)t+\beta\right]+\cos(2\pi f_d t+\beta)\right\} \tag{7.18}$$

该信号由两个频率不同的正弦波构成，通过提取低频的低通滤波器，就可以得到低频成分(也就是多普勒偏移频率 f_d 成分)的余弦波信号。

$$R(t)=\frac{B}{2}\cos(2\pi f_d t+\beta) \tag{7.19}$$

由于该信号并不是偏移频率本身，而是具有偏移频率 f_d 的余弦波，可以按照下述方式检测出频率成分。

如果将接收波与由发射波形成的正弦反向信号 $-\sin(2\pi f_S t)$ 相乘，得到

$$B\cos\left[2\pi(f_S+f_d)t+\beta\right]\left[-\sin(2\pi f_S t)\right]$$
$$=-\frac{B}{2}\left\{\sin\left[2\pi(2f_S+f_d)t+\beta\right]-\sin(2\pi f_d t+\beta)\right\}$$

可以得到多普勒偏移频率 f_d 的正弦波信号：

$$I(t)=\frac{B}{2}\cos(2\pi f_d t+\beta) \tag{7.20}$$

利用式 (7.19) 和式 (7.20)，可以定义下述复数信号：

$$Z(t)=R(t)+\mathrm{j}I(t)$$

$$z(t)=\frac{B}{2}\left[\cos(2\pi f_d t+\beta)+\mathrm{j}\sin(2\pi f_d t+\beta)\right]=\frac{B}{2}\mathrm{e}^{\mathrm{j}(2\pi f_d t+\beta)} \tag{7.21}$$

假设复数信号的相位为 $\phi(t)$，可以通过下式求出：

$$\phi(t)=2\pi f_d t+\beta$$

实际上由于需要计算相对于 $t=0$ 时的相位变化，设

$$\phi'(t)=\phi(t)-\phi(t)\big|_{t=0}=\phi(t)-\beta=2\pi f_d t$$

可以根据 $\phi'(t)$ 求出多普勒偏移频率 f_d。将与时间变化无关的相位 β 视为 0 也是同样的结果。因此，可假设 $\phi'(t)=\phi(t)=2\pi f_d t$ 进行讨论。同样在 $R(t)$ 及 $I(t)$

中 $\beta=0$ 。

由于在 $R(t)$ 及 $I(t)$ 中都包含对于时间的相位 $\phi(t)$，只使用其中一种信号也可以求出相位的变化，但要求多普勒偏移频率的极性，即包括正负，就需要同时用到 $R(t)$ 及 $I(t)$。例如，仅使用 $R(t)$ 的情况下，即便是多普勒偏移频率的正负相反，$R(t)$ 的值也是一致的，无法识别多普勒偏移频率的正负。相反，如果同时使用 $R(t)$ 及 $I(t)$，就能够识别多普勒偏移频率的正负，也就知道了血流的方向。下面尝试着对这种情况进行分析。

利用 $R(t)$ 及 $I(t)$ 按照式(7.22)求解式(7.21)中的相位 $\phi(t)$：

$$\phi(t) = 2\pi f_d t = \arctan\left(\frac{I(t)}{R(t)}\right) \tag{7.22}$$

式(7.22)中的 $\phi(t)$ 如图 7.10 所示，相当于复平面上的点 $z(t)$ 构成的复数角，随着时间的变化，该角度朝逆时针方向(正转)或顺时针方向(反转)转动。

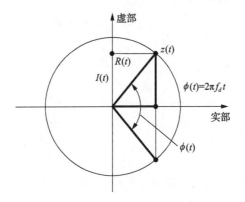

图 7.10　复平面上的点 $z(t)$

对该相位进行微分后，得到

$$\frac{\mathrm{d}\phi(t)}{\mathrm{d}t} = 2\pi f_d$$

理论上，根据相位的时间微分可以求出多普勒偏移频率 f_d。在求血流速度时，当相位的时间微分 $2\pi f_d$ 为正时，血流向探头的方向流动；当相位的时间微分为负时，血流向探头的反向流动(远离的方向)。这种用接收信号乘以发射信号的 cos 与 sin 分量，求出多普勒偏移信号的 cos 分量及 sin 分量(这两个分量称为正交分量)并检测偏移频率的方法称为正交检波法。

7.6.2　脉冲多普勒法及其信号处理

　　虽然利用连续多普勒法可以推测出反射体的移动速度，但该方法并不能确定反射体处于超声波束的哪个位置。因此，研究人员用多次发射脉冲波(3～10 个波长的离散波)代替连续波，根据自目标(如血液等)反射的回声波求多普勒偏移频率。该方法称为脉冲多普勒法(PW 多普勒法)。在这里，考虑目标以速度 v(m/s)朝向探头靠近的情况，参照图 7.11 进行说明。图中，取距离为横轴，取图下方的时间轴为纵轴。第 1 次发射波接触到目标后，发生反射返回原来的位置所用的时间为 t_{g1}。间隔时间 T 后，发射第 2 次脉冲，在此期间目标向共振器方向移动，所以自第 2 次发射脉冲信号开始的 t_{g2} 时间后观测从目标接收的脉冲时，该时间比第 1 次的 t_{g1} 短。在 T 时间内，目标移动的距离 $\Delta l = vT$。比第 1 次更早接收到回声信号，接收变短的时间 Δt 是超声波往返于目标移动的距离所需要的时间：

$$t_{g1} - t_{g2} = \Delta t = \frac{2\Delta l}{c} = \frac{2vT}{c} \tag{7.23}$$

其中，c 为声速。

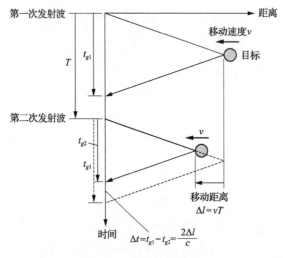

图 7.11　脉冲多普勒法

　　因此，假如能够用某种方法测量 Δt，那么目标移动速度就可以用式(7.24)求出：

$$v = \frac{c\Delta t}{2T} \tag{7.24}$$

例如，测量深 l=20cm、血液流速 v=0.5m/s 的情况下，可以利用式(7.23)具体求出 Δt。声速 c=1530m/s，脉冲的时间间隔 T 必须比超声波脉冲往返于目标距离所需的时间长(图 7.12)，即

$$T \geqslant \frac{2l}{c} = \frac{2 \times 20 \times 10^{-2}}{1530} \approx 260 \ (\mu s)$$

假设 T=300μs，那么 Δt 为

$$\Delta t = \frac{2vT}{c} = \frac{2 \times 0.5 \times 300 \times 10^{-6}}{1530} \approx 200 \ (ns)$$

也就是说，当测量 v=0.5m/s 的血液流速时，在每个脉冲时间间隔 T=300μs 内必须准确测量出 200ns 的时间，通过时间轴测量这个时间是非常困难的。因此，实际上很多超声多普勒装置并不是这样直接测量时间，而是采用检测参考波与回声信号之间相位差的时间变化进行测量的。

在时间差 Δt 内发送超声波信号，假设接收信号的各相位分别为 $\phi(t_1)$、$\phi(t_2)$。其中，$t_2=t_1+\Delta t$。假如该 Δt 与多普勒信号的周期相比足够小(图 7.13)，之前相位角的时间微分就可以通过差分的形式来近似，即

$$\frac{\mathrm{d}\phi(t)}{\mathrm{d}t} \approx \frac{\phi(t_2) - \phi(t_1)}{\Delta t} = \frac{\phi(t_1 + \Delta t) - \phi(t_1)}{\Delta t}$$

其中，$\phi(t_2)=2\pi f_d t_2=2\pi f_d(t_1+\Delta t)$，$\phi(t_1)=2\pi f_d t_1$。

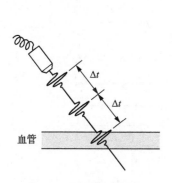 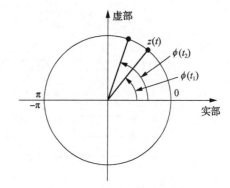

图 7.12　脉冲多普勒法原理　　　图 7.13　多普勒信号的复数显示

因此有

$$\frac{\mathrm{d}\phi(t)}{\mathrm{d}t} \approx \frac{\phi(t_2)-\phi(t_1)}{\Delta t} = \frac{2\pi f_d(t_1+\Delta t)-2\pi f_d t_1}{\Delta t} = 2\pi f_d$$

可得到近似的角速度 $2\pi f_d$，求出偏移频率 f_d。

图 7.14(a) 表示的是以周期 T 发送的脉冲序列的发射波，此时有一个物体朝着振子以速度 v(m/s) 移动，从那里接收到接收波信号的状态。根据多普勒效应，该信号的接收过程中接收了多普勒偏移的回声信号。图 7.14(b) 是表

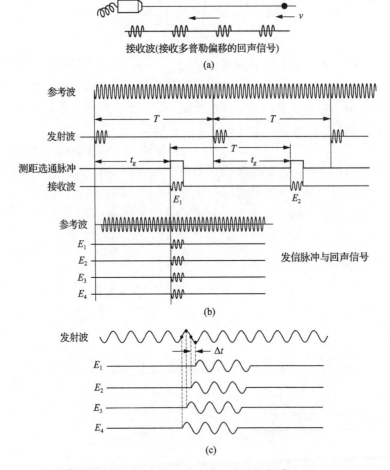

图 7.14　发送脉冲系统波形的关系

示参考波、发射波与接收波的相位关系图。首先，参考波是指装置内部产生的基本连续波，具有超声波的基频。可以认为，发射脉冲是对每个时间间隔 T 截取该参考波的波形。但在此必须注意的是，时间 T 必须是参考波周期的整倍数，这一点非常重要。如此一来，所有发射脉冲的相位就会与参考波的相位相同。具体来说，当参考波的相位为 0°时，发射脉冲开始传输，那么时间 T（参考波周期的整倍数）后发射脉冲的开始时间点相当于参考波的零相位。假设每次发射 t_g 时间后，测距选通脉冲的回路打开，收到回声信号。在此将收到的回声信号设为 $E_1, E_2, \cdots$。t_g 时间一定，与之对应的参考波也是一定的，那么为了便于理解 $E_1, E_2, \cdots$ 的各个相位，对参考波纵向排列。此外，图 7.14(c) 显示的是该回声信号的放大图。如图所示，目标朝着振子方向移动，$E_1, E_2, \cdots$ 与各回声信号分别向左偏移 Δt，且该偏移的大小与目标移动速度成正比。

为了检测出参考波与回声波的相位偏差，下面通过图 7.15 及图 7.16 进行说明。

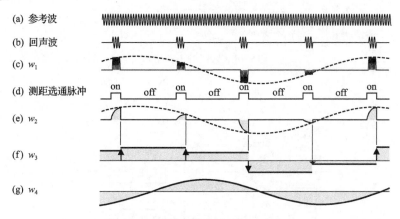

图 7.15 脉冲多普勒装置的观察波形

图 7.15(a) 显示的是参考波，图 7.15(b) 显示的是回声波。在装置图 7.16 中，二者的波形通过乘法器相乘。实际上该操作相当于 7.6.1 节中的式 (7.18)。

显然，这里是连续波，虽然本节是对脉冲波的说明，但在测距选通脉冲打开的时间范围内，可以将其视为连续波的一部分进行分析。乘法运算结果如图 7.15(c) w_1 波形所示。这里需要注意的是，假设目标以一定速度移动，那么与 $E_1, E_2, \cdots$ 相对应的波形如图 7.15(c) 所示，会出现缓慢且含有较大频率的信号。该信号是包含式 (7.19) 的多普勒偏移频率 f_d 成分的信号。因此，通过设备中的频率分析器对该信号进行频率分析，检测出多普勒偏移频率。在实际设备中，在对波形图 7.15(c)进行频率分析时，对测距选通脉冲(RG)内的信号进行积分，求 RG 内的多普勒偏移频率的平均值，同时提高信噪比(波形图 7.15(e))。然后，将积分值通过采样保持回路，采用如图 7.15(f)所示的阶梯波形，增强信号功率，提升信噪比。在该过程中，阶梯信号引起多普勒偏移频率的谐波分量，通过滤波器除去高频成分，得到仅包含目标的多普勒偏移频率波形图 7.15(g)后，传输给频率分析器，进行多普勒偏移频率推算。但是，由于目前均采用数字信号来处理，不再使用如图 7.16 所示的采样保持回路。

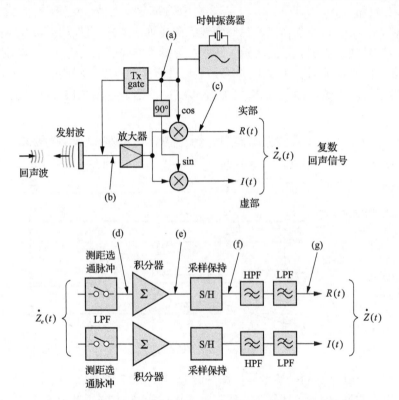

图 7.16　脉冲多普勒装置(HPF 指高通滤波，LPF 指低通滤波)

7.6.3　混叠现象

多普勒检测法中，由于目标的移动速度与参考波及回声信号的相位差成正比，可以通过求该相位差，推测出目标的移动速度。但是，假如目标的移动速度较快，当相位差大于参考波的 1 个周期时，会发生什么呢？图 7.17(a)

中显示的是与图 7.14(c) 相同的图形。在该例中，第 1 次的回声信号 E_1 到第 2 次 E_2 的相位差 $\Delta\phi$ 在参考波的 1 个波长内。如图 7.17 中右侧图形所示，圆形表示的是矢量的旋转。E_1 矢量表示回声信号的位置以参考波的相位来确定，逆时针旋转到 $-270°$ 的位置，E_2 的回声信号处于提前 $\Delta\phi$ 接收的状态，也就是在领先 $\Delta\phi$ 的位置。但是，如果目标移动得快，E_1 与 E_2 的相位差 $\Delta\phi$ 就会旋转 1 周以上，如图 7.17(b) 所示，E_1 矢量旋转 1 周以上到达 E_2 矢量的位置时，就无法区分该 E_2 与图 7.17(c) 中 E_2 矢量的区别。仅从各矢量的位置看，图 7.17(b) 与 (c) 看起来是同样的矢量。像这样尽管目标移动很快，但看起来却与缓慢移动时的情况相同的现象称为混叠(aliasing)现象。

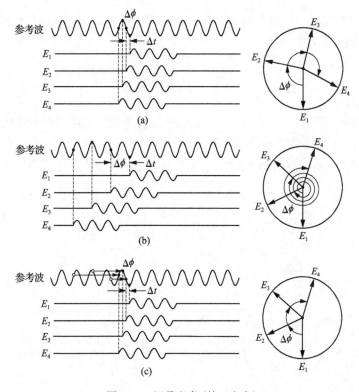

图 7.17　混叠现象(单一方向)

以上分析了单一方向上发生多普勒偏移的情况，通常的脉冲多普勒设备处理复数信号，通过该信号的相位角符号来判定目标物如血液的流动方向。该设备需要等待振子发出的脉冲往返于血液流动的位置即血管位置后，再发送下一个超声波脉冲。因此，利用式(7.22)推测相位角时，时间 t 并不连续，只能在脉冲周期 T 处观测到。

为了求多普勒偏移频率，在复数信号的相位 $\phi(t)$（$\phi(t)=2\pi f_d t$）内，设多普勒偏移频率正方向上的相位角为 $0\sim\pi$，多普勒偏移频率负方向上的相位角为 $0\sim-\pi$（或 $\pi\sim2\pi$）。

在 0 到 t 之内，假设发生正偏移的最大频率为 $f_{\max}$，那么 $2\pi f_{\max}t=\pi$，与此相对，发生负偏移的最大频率满足 $-2\pi f_{\max}t=-\pi$。因此

$$|f_{\max}|=\frac{1}{2t}$$

每隔 ΔT 发送一次脉冲信号，其间收到回声信号，考虑 $t=\Delta T$ 的条件，能够识别的最大偏移频率为

$$|f_{\max}|=\frac{1}{2\Delta T}=\frac{1}{2}f_{\text{PRF}} \tag{7.25}$$

也就是脉冲频率 f_{PRF} 的一半。这一点可以通过奈奎斯特采样定理方便地理解。

例如，图 7.18 中，假设 ΔT 超过 π，在 π 与 2π 之间存在相位变化，那么该角度 α 与 $-\gamma=-(2\pi-\alpha)$ 相同，无法区别负速度。与该负速度相对应的偏移频率为

$$f_{\alpha}=f_{-\gamma}=-\frac{\gamma}{\pi}f_{\max}=-\frac{\gamma}{\pi}\frac{1}{2\Delta T}=-\frac{2\pi-\alpha}{2\pi\Delta T} \tag{7.26}$$

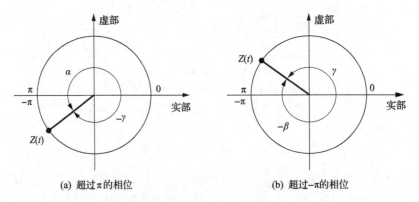

(a) 超过 π 的相位　　　　　　(b) 超过 -π 的相位

图 7.18　超过 π 和 -π 的相位

实际设备中观测到的混叠现象，由于设备的显示范围在 $-f_{\max}$ 和 $f_{\max}$ 之间，

如图 7.19 所示，会从正值向负值混叠。同样，超过 $-\pi$ 的较大的负值，会显示出向正值混叠的现象。

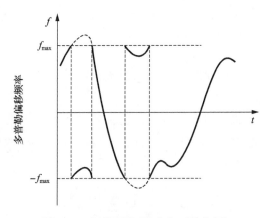

图 7.19 混叠现象（负值与正值之间）

7.6.4 彩色多普勒

连续多普勒分析能够测量朝向超声波束方向流动的血液等的流速，脉冲多普勒分析可确定想测量的部位。但是，这些方法并不能看出大范围的流向分布。而彩色多普勒可以实现这样的目的。在该方法中，接近探头的血流用暖色系表示，远离探头的血流用冷色系表示，并且采用颜色的亮度信息表示血液的流速。但是，由于彩色多普勒也属于基本的脉冲发射，与脉冲多普勒同样，在高速流动的部位也会产生混叠现象。在产生这种现象的条件下，如接近高速流动的血液部位的颜色本应该用暖色系表示，却出现了用正相反的冷色系表示的现象。

接下来研究流速值的匹配原理。为了获得流向信息，采用 7.6.2 节中介绍的正交检波法。脉冲多普勒分析中，放置在某一深度位置的测距选通脉冲内，通过多次发送信号，观测复数信号与参考波的相位差，并通过对得到的多普勒信号进行频率分析，求出多普勒偏移频率。该方法的特征在于，即便是测距选通脉冲内同时存在多个流速的流动，也可通过频率分析得到与各流速对应的多个多普勒偏移频率，从而对各流速进行分离后实施观测。与此相对，彩色多普勒的特征是基于自相关技术推测频率，所以是平均流速匹配值的显示。

　　下面从自相关技术的角度进行说明。对每次发送信号得到的回声信号(是指形成的复数信号)进行相关运算。如果将第 1 次发射得到的回声复数信号用 Z_1 表示，那么第 i 次发射得到的回声复数信号可以用 $Z_i(i=1, 2, \cdots)$ 表示。用自相关运算表示时，可以定义为

$$C(\tau) = \sum_{i=1}^{N} Z_{i-1} Z_i^* = \overline{R} + \mathrm{j}\overline{I} \tag{7.27}$$

其结果也是复数。假设该复数的自相关值的实部为 $\overline{R}$、虚部为 $\overline{I}$。Z_i^* 表示 Z_i 的共轭复数。自相关函数与其能谱有密切的关系，根据维纳-欣钦定理(Wiener-Khinchin theorem)，表示如下：

$$C(\tau) = \int_{-\infty}^{\infty} S(f)\mathrm{e}^{\mathrm{j}2\pi f\tau}\mathrm{d}f \tag{7.28}$$

式(7.28)的两边对 τ 微分后可以表示成 $\dot{C}(\tau)$：

$$\dot{C}(\tau) = \mathrm{j}2\pi \int_{-\infty}^{\infty} fS(f)\mathrm{e}^{\mathrm{j}2\pi f\tau}\mathrm{d}f \tag{7.29}$$

　　在这里，当 $\tau=0$ 时，有

$$C(0) = \int_{-\infty}^{\infty} S(f)\mathrm{d}f$$

$$\dot{C}(0) = \mathrm{j}2\pi \int_{-\infty}^{\infty} fS(f)\mathrm{d}f$$

因此平均频率 $\overline{f}$ 可以用 $S(f)$ 绕原点的一次矩求出，所以

$$\overline{f} = \frac{\int_{-\infty}^{\infty} fS(f)\mathrm{d}f}{\int_{-\infty}^{\infty} S(f)\mathrm{d}f} = \frac{1}{\mathrm{j}2\pi} \frac{\dot{C}(0)}{C(0)} \tag{7.30}$$

可以通过自相关函数与其一次导数的比得出。

　　自相关函数 $C(\tau)$ 可以用式(7.31)表示：

$$C(\tau) = A(\tau)\mathrm{e}^{\mathrm{j}\varphi(\tau)} \tag{7.31}$$

其一次导数可以表示成

$$\dot{C}(\tau) = \dot{A}(\tau)\mathrm{e}^{\mathrm{j}\varphi(\tau)} + \mathrm{j}A(\tau)\dot{\varphi}(\tau)\mathrm{e}^{\mathrm{j}\varphi(\tau)}$$

在这里，先研究 $C(\tau)$ 的性质，可以发现 $A(\tau)$ 是偶函数，$\varphi(\tau)$ 是奇函数，有

$$\dot{A}(\tau) = 0, \quad \varphi(\tau) = 0$$

因此，

$$\bar{f} = \frac{1}{\mathrm{j}2\pi}\frac{\dot{C}(0)}{C(0)} = \frac{1}{\mathrm{j}2\pi}\frac{\dot{A}(0)\mathrm{e}^{\mathrm{j}\varphi(0)} + \mathrm{j}A(0)\dot{\varphi}(0)\mathrm{e}^{\mathrm{j}\varphi(0)}}{A(0)\mathrm{e}^{\mathrm{j}\varphi(0)}} = \frac{1}{2\pi}\dot{\varphi}(0)$$

假设脉冲周期 T 与多普勒偏移频率的周期相比足够小，那么可得到

$$\bar{f} = \frac{1}{2\pi}\dot{\varphi}(0) \approx \frac{1}{2\pi}\frac{\varphi(T) - \varphi(0)}{T} = \frac{\varphi(T)}{2\pi T} \tag{7.32}$$

也就是

$$2\pi\bar{f}T = \bar{\omega}T = \varphi(T)$$

该 $\varphi(T)$ 即式 (7.31) 中 $\tau = T$ 时的相位角 $\angle C(T)$（图 7.20）。因此，平均频率 $\bar{f}$ 为

$$\bar{f} = \frac{\angle C(T)}{2\pi T} = \frac{1}{2\pi T}\arctan\left(\frac{\bar{I}}{\bar{R}}\right) \tag{7.33}$$

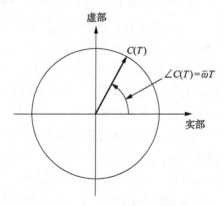

图 7.20 自相关函数的复数表现

接下来，分析上述处理在实际电路中的实现过程。

图 7.21 为彩色多普勒运算回路框图。彩色多普勒运算主要是由复数自相

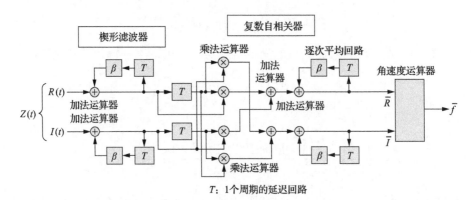

图 7.21　彩色多普勒运算回路框图

关器及角速度运算器等构成的，下面从设置在其前级的楔形滤波器开始讨论。该滤波器又称为运动目标指示(moving target indicator，MTI)滤波器，是一种有效确保自相关器的振幅动态范围的滤波器，也是为了消除不需要的固定反射体信号成分而设置的滤波器。从固定物(如血管壁及真实器官等)反射的信号在每次传输时都是不变的。因此，由这些信号构成的自相关函数 $C(\tau)$ 中，只有在 $\tau=0$ 处的相关函数即 $C(0)$ 的值非常大，与此相对，是由来自血流的信号成分构成的相关函数 $C(\tau)$；而 $\tau \neq 0$ 时的值，是一个相对非常小的值。在该状态下，将这些值一起输入相关运算器后，由于运算器是由有限的位(bit)数构成的，所以多普勒信号的相关运算精度较差。为了规避这种情况，通常采用发射周期 T 的延迟信号，也就是将一个发送前的信号乘以权重系数 β，从而从当前信号(输入信号)中减去该信号的方法。这样，来自固定反射体的回声信号变小了，构成了低频截断型的无限冲激响应(infinite impulse response，IIR)滤波器。另外，通过权重 β 能够对该滤波器的截断特性进行调整。在复数自相关器中，每隔周期 T 进行复数的乘法运算。然后通过逐次加法运算回路代替自相关积分的功能。该逐次加法运算回路的构成虽然与前面提到的楔形滤波器即 IIR 滤波器的构成完全相同，但是相对于前面的楔形滤波器中权重 β 值为负，逐次加法运算回路中 β 值为正，因此能够进行积分运算。以上通过复数自相关器及逐次加法运算回路对式(7.27)进行近似。然后，根据其输出 $\bar{R}$、$\bar{I}$ 进行式(7.33)的运算。该运算器预先进行式(7.33)的运算，并做成输入输出表，将该表写入只读存储器(read-only memory，ROM)，构成实时计算器，简单而实用。也就是说，只要指定作为输入值的地址，该存储器就可以充当瞬间输出所存储的平均多普勒偏移频率 $\overline{f}$ 的运算器。

7.6.5　能量多普勒

7.6.4 节介绍了通过来自血液回声信号的多普勒偏移频率推测血液流速的方法，在此求出像血液那样流动(具有多普勒偏移频率)信号的能量。这里能量的含义是，假设此时只有血液流动发挥作用，那么该信号的能量(功率)与反射体的量即血液量成正比。因此，可以通过该方法推测出血流量。图7.22 显示的是能量多普勒运算回路的实施例子。通过楔形滤波器除去固定反射体的回声信号成分后，得到复数信号 $Z_d{=}R_d{+}\mathrm{j}I_d$，根据式(7.34)可以得到能量多普勒信号 P_d:

$$P_d = Z_d Z_d^* = R_d^2 + I_d^2 \tag{7.34}$$

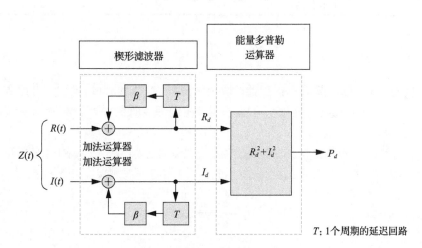

图 7.22　能量多普勒运算回路

这里也在 ROM 内事先录入与运算相关的计算表，在运算时可以读取计算表，从而构成了实时的计算器。

7.6.6　各种多普勒法的特征

利用回声信号的多普勒效应推测移动物体的移动速度，并且能够观测与这些信息相匹配的图像，各种多普勒法都具有其独有的特征，可以根据使用目的选择合适的方法。表 7.1 总结了各种方法的优缺点。

表 7.1　各种方法的特征

多普勒法	优点	缺点
连续多普勒	虽然没有深度方向的分辨能力，但不会产生混叠现象。能够测量高流速	没有深度方向的分辨能力
脉冲多普勒	能够在任意位置获取多普勒信号，得到相对较高的空间分辨率。与连续多普勒相比，能够得到准确的流速(分布)	通过脉冲的重复获取多普勒信号，因此检测的最大偏移频率受发送脉冲重复频率的限制。会产生混叠现象
彩色多普勒 (彩色多普勒血流成像)	能够用不同的颜色表示靠近探头的血流及远离的血流，能够观察到二维的血流速度分布(平均流速)。实际上，能够实时地彩色显示整体样本容量内的平均值	由于采用了脉冲多普勒，会产生混叠现象。混叠现象表现为颜色的反转。产生混叠现象后，会被当成反向流动，因此会低于真实的平均值，可能会得到错误的流速
能量多普勒	计算多普勒信号的能量，根据其强度进行实时的颜色显示。与彩色多普勒相比提升了血流的检测能力(以高灵敏度彩色显示血流的存在)	不分析流动的方向及速度

练 习 题

问题 7.1　对于参数化扬声器，请利用空气的非线性特性说明，为什么发送的声波频率在人类可听频率范围之外，我们却能听到经声音频带信号调制而成声波信号。

问题 7.2　当如图 7.23 所示的声源及观测者分别以 v_S、v_R 的速度相互靠近时，应用 7.4 节多普勒效应中的情况 1 和 2，证明观测者观测到的频率为

$$f = \frac{c + v_R}{c - v_S} f_S$$

其中，f_S 为声源的频率；c 为声速。

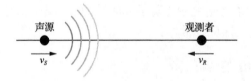

图 7.23　声源与观测者相互靠近

问题 7.3　根据式(7.15)，不使用近似，求出血流速度；并证明当 $f_S \gg f_d$ 时，可得到

$$v_B = \frac{c}{2f_S} f_d$$

参 考 文 献

[1] 田中, 岩佐, 木村: パラメトリックスピーカの実用化について, 信学技法, US84-61 (1996)

[2] 伊東, 望月: 超音波診断装置, コロナ社 (2010)

[3] 滑川, 原田, 河西: 超音波ドプラーによるリアルタイム血流映像装置, 信学論 (D), Vol. J70-D, No. 7, pp. 1432-1440 (1987)

第 8 章   声能及其应用

本章介绍声能的具体计算方法，以及将声能作为能源使用的例子。

8.1   声   能

假如把声波理解为声音传递介质的振动，那么声能就是该振动所产生的动能。但是，声波在传递过程中，比棒球等获得动能飞起来的现象更为复杂。声波传递过程中，传输介质中的弹性能与动能之间反复进行能量转换，从而实现能量的传递。如果以弹簧模型为例来分析，可以理解为某个力先对弹簧做功，使弹簧按照力的大小发生相应的收缩。此时这个力所做的功（能量）就会转换为弹簧的弹性能储存起来。

接下来撤销施加的力，储存在弹簧中的弹性能释放，弹簧回弹，最终恢复至静止状态的长度。此时最初储存的弹性能转换为使弹簧恢复到原始长度的动能。

然后将该动能作为使弹簧拉伸的能量使用，弹簧在该动能的作用下，重新转换为弹性能，储存在弹簧中。只是刚才是在弹簧收缩的方向上储存弹性能，而这次是在弹簧拉伸的方向上将动能转换为弹性能储存。在所有的动能被储存为弹性能后，弹性能又开始向使弹簧收缩的动能转换。假如除了弹簧之外，不存在能够承受该能量的系统，那么该弹性能与动能将无限重复进行能量转换，而现实生活中，作为声波传递介质的弹性体由于黏性等的作用，一部分动能被转换为热能，使得上述能量在转换中逐渐流失。

声能与热能的不同点是，热能是构成介质的分子的动能，其运动方向及速度完全是随机的；而作为声能形态的动能，其运动方向及速度都是确定的。另外，通常使用的声音及超声波，其运动（振动）范围远远大于分子水平。

8.2   超声波束的声能

声强（这里指超声波强度）被定义为在单位时间穿过与声波（平面行波）传递方向垂直的单位面积的声能，单位为 W/m^2，在医学领域经常使用 W/cm^2

这一单位。若用 I_E 表示，可以表示成

$$I_E = \frac{1}{T}\int_0^T p(t)u(t)\mathrm{d}t \tag{8.1}$$

其中，T 是比 $u(t)$ 的一个周期长很多的观测时间。另外，$u(t)$ 是观测点即上述单位面积上的粒子速度。

如图 8.1 所示，在平面波的情况下，假设传递介质的固有声阻抗为 ρc，那么根据

$$p(t) = \rho c \cdot u(t) \tag{8.2}$$

有 $u(t) = \dfrac{1}{\rho c}p(t)$，因此式 (8.1) 可以表示成

$$I_E = \frac{1}{T}\int_0^T \frac{1}{\rho c}p^2(t)\mathrm{d}t = \frac{1}{\rho c T}\int_0^T p^2(t)\mathrm{d}t$$

$$I_E = \frac{1}{\rho c}\left\langle p^2(t)\right\rangle \tag{8.3}$$

也就是说，声强 I_E 与声压的平方成正比。其中，"$\langle\ \rangle$" 是进行时间平均的运算符。用复数表示声压时，声压的平方通过 $p(t)$ 与共轭复数 $p^*(t)$ 的乘积进行计算。

因此，有

$$I_E = \frac{1}{\rho c T}\int_0^T p(t)p^*(t)\mathrm{d}t \tag{8.4}$$

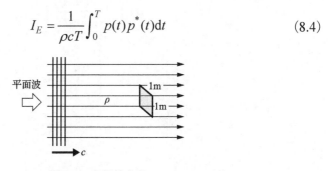

图 8.1　声强的定义

上述定义是以平面波为前提的，但在很多超声波的应用中，相比于平面共振器，用得更多的是凹面共振器，那么作为测量声能的具体方法，可以尝试从聚焦声场的声强及声能的角度进行分析。

如图 8.2 所示，在凹面共振器的焦点位置设置观测面 (xy 平面)，使 xy 坐

标的原点与焦点重合。由于凹面共振面的任何位置到焦点的距离都是相等的，共振器发射的声波的相位在焦点处都是相等的，但随着稍微偏离焦点，共振面到观测点的距离会出现细微的差异，由此产生相位差。这一点可能与平面共振器发射的声波被远处的观测点观测时的方向特性是近似的。因此，凹面共振器焦点附近的声压 p 的特性，与平板共振器的方向特性近似，根据式(8.4)可得到

$$p = \mathrm{j}\omega\rho\frac{a^2 u \mathrm{e}^{\mathrm{j}(\omega t - kR)}}{R}\frac{\mathrm{J}_1(ka\sin\theta)}{ka\sin\theta} \tag{8.5}$$

其中，a 是共振器开口半径；R 是共振器曲率半径；k 是波数；j 是虚数符号，$\mathrm{j}^2 = -1$；ω 是超声波的角频率；u 是共振面的粒子速度。

焦点处的声强 I_E 通过将声压方程代入式(8.4)来获得：

$$\begin{aligned}
I_E &= \frac{1}{\rho c T}\int_0^T p(t)p^*(t)\mathrm{d}t \\
&= \frac{1}{\rho c T}\int_0^T\left\{\left[\mathrm{j}\omega\rho\frac{a^2 u \mathrm{e}^{\mathrm{j}(\omega t - kR)}}{R}\frac{\mathrm{J}_1(ka\sin\theta)}{ka\sin\theta}\right]\left[-\mathrm{j}\omega\rho\frac{a^2 u \mathrm{e}^{-\mathrm{j}(\omega t - kR)}}{R}\frac{\mathrm{J}_1(ka\sin\theta)}{ka\sin\theta}\right]\right\}\mathrm{d}t
\end{aligned}$$

因此有

$$I_E = \frac{1}{\rho c}(\omega\rho)^2\left(\frac{\mathrm{J}_1(ka\sin\theta)}{ka\sin\theta}\right)^2\left(\frac{a^2 u}{R}\right)^2 \tag{8.6}$$

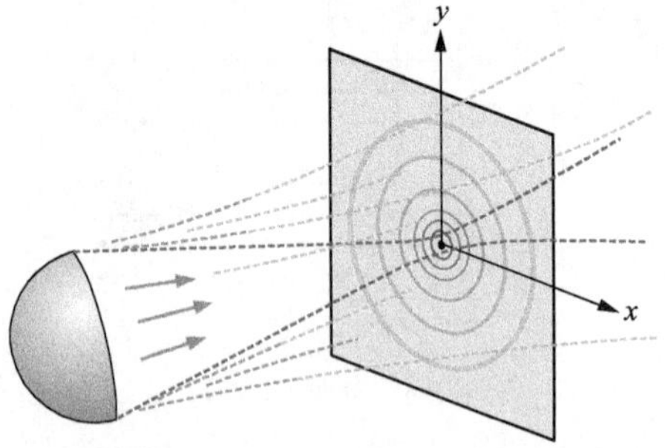

图 8.2 焦点位置的声强模式

根据以上结果，焦点附近的方向(声强)特性与使用贝塞尔函数 $\frac{\mathrm{J}_1(x)}{x}$ 的平

方函数成正比，即

$$I_E(\theta) = \sigma \left(\frac{\mathrm{J}_1(ka\sin\theta)}{ka\sin\theta} \right)^2 \tag{8.7}$$

其中，比例常数是

$$\sigma = \frac{1}{\rho c}(\omega\rho)^2 \left(\frac{a^2 u}{R} \right)^2$$

图 8.3 是横轴为 $x=ka\sin\theta$、纵轴为 $\left(\dfrac{\mathrm{J}_1(ka\sin\theta)}{ka\sin\theta} \right)^2$ 的分布图。x 从 0 开始

增加，最先检测到 $\left(\dfrac{\mathrm{J}_1(ka\sin\theta)}{ka\sin\theta} \right)^2 = 0$ 时，计算出 $x=ka\sin\theta \approx 3.83$。将该位置

之前的范围定义为主波束。

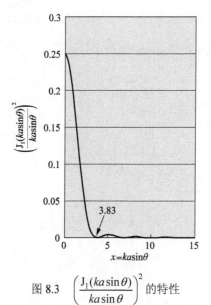

图 8.3　$\left(\dfrac{\mathrm{J}_1(ka\sin\theta)}{ka\sin\theta} \right)^2$ 的特性

图 8.4 为在 z 轴方向上取超声波束焦点的 xy 截面的能量强度三维图像。该图中央的峰值是超声波束的中心位置，其周围的环表示旁瓣的强度，第一个谷值相当于上面求出的 $ka\sin\theta \approx 3.83$ 的位置。将该位置之前的能量定义为主波束的能量，进而求出该部分占总能量的百分比。

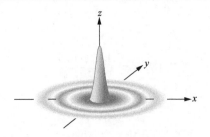

图 8.4　超声波束的能量强度

　　主波束的体积采用图 8.5 的函数计算得出。也就是说，主波束在 x 轴上的包络线是 $I(x)=\left(\dfrac{\mathrm{J}_1(x)}{x}\right)^2$，且主波束的形状如图 8.4 所示，呈圆锥形，是一个以 z 轴为旋转轴的旋转体。因此，与 xy 平面平行的平面上的截面形状为圆形，该形状的特征可用于运算中。也就是说，在高为 $\left(\dfrac{\mathrm{J}_1(x)}{x}\right)^2$ 的底面上假设有一个面积微元 $\mathrm{d}s$。它可以近似为自原点到半径为 x 的圆周上，一个长为 $x\mathrm{d}\theta$、宽为 $\mathrm{d}x$ 的四边形的面积，即 $\mathrm{d}s=x\mathrm{d}\theta\mathrm{d}x$。另外，底面为 $\mathrm{d}s$、高为 $\left(\dfrac{\mathrm{J}_1(x)}{x}\right)^2$ 的圆柱体体积为 $\left(\dfrac{\mathrm{J}_1(x)}{x}\right)^2\mathrm{d}s$，可以表示成 $\left(\dfrac{\mathrm{J}_1(x)}{x}\right)^2 x\mathrm{d}\theta\mathrm{d}x$。

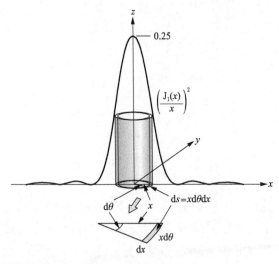

图 8.5　主波束的体积

如果用 E_A 表示 xy 平面上的总体积，有

$$E_A = \int_0^\infty \int_0^{2\pi} \left(\frac{J_1(x)}{x}\right)^2 x\mathrm{d}\theta\mathrm{d}x \tag{8.8}$$

可以用极坐标 (x, θ) 上的积分表示成

$$E_A = \int_0^{2\pi} \mathrm{d}\theta \int_0^\infty \left(\frac{J_1(x)}{x}\right)^2 x\mathrm{d}x = 2\pi \int_0^\infty \left(\frac{J_1(x)}{x}\right)^2 x\mathrm{d}x \tag{8.9}$$

将该积分范围作为变量 L，自主波束的中心到半径为 L 的圆内包含波束的积分值用 E_M 表示，有

$$E_M(L) = \int_0^L 2\pi x \left(\frac{J_1(x)}{x}\right)^2 \mathrm{d}x \tag{8.10}$$

总声功率 E_A 在 $L=\infty$ 时为

$$E_A = E_M(\infty) = \int_0^\infty 2\pi x \left(\frac{J_1(x)}{x}\right)^2 \mathrm{d}x = 2\pi \int_0^\infty \frac{J_1^2(x)}{x} \mathrm{d}x = \pi \tag{8.11}$$

其中，根据引用文献[1]中公式可知，该式利用了 $\int_0^\infty \frac{J_1^2(x)}{x} \mathrm{d}x = \frac{1}{2}$。

因此，$R_E(L)$ (%) 可以用式 (8.12) 定义：

$$R_E(L) = \frac{E_M(L)}{E_A} \times 100\% = \frac{\int_0^L 2\pi x \left(\frac{J_1(x)}{x}\right)^2 \mathrm{d}x}{\pi} \times 100\% \tag{8.12}$$

图 8.6 是利用式 (8.12) 计算 $L=0 \sim 17$ 时的百分比分布图。图 8.3 中第一个

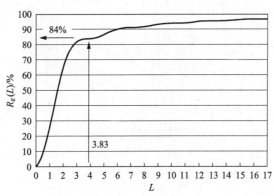

图 8.6　$L=0 \sim 17$ 时的 $R_E(L)$ 分布图

谷值位置 L=3.83 之前的体积约占全部体积的 84%。也就是说，约 84%的声能包含在该范围内。

8.3　声功率测量

测量共振器释放的声能，是利用超声波的前提。尤其是在超声诊断装置中，超声波直接照射在人体上，根据国际标准 IEC 60601-2-37 及日本工业标准 JIS T 0601-2-37《超声诊断装置安全性个别标准》等，在装置使用过程中应实时显示声功率指标，且为确保安全制定了严格的规范。除此之外，在工业应用中，规定合理的声功率也是非常必要的。本节针对在水中传播的声音测量方法，介绍三种代表性的方法。然而，其中一种称为热量测量的方法，主要用于测量大功率的声能，与其余两种方法相比具有一定的特殊性，因此在此主要针对天平法及水听器法进行介绍。

8.3.1　天平法

在超声波照射的水中设置遮挡声波的物体，该物体受超声波辐射力的作用。该力与超声波的能量成正比。如图 8.7 所示，在水中的天平一侧设置圆锥形的反射体，在天平的另一侧设置一个与板的重量相平衡的砝码。该图显示的是自放置在水中的共振器向该反射体照射超声波的状态。超声波的辐射力使反射体受到向上的推力，反射体的重量比超声波照射前轻，从现象上来看，反射体的质量似乎变小了。

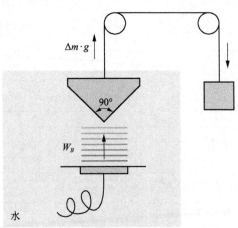

图 8.7　天平法

　　假设该部分质量的减少用 Δm 表示，那么该辐射力就可以表示成 $\Delta m \cdot g$。其中，g 为重力加速度，g=9.8m/s^2。假设超声波的声速用 c (m/s) 来表示，那么该超声波的功率为 $\Delta m \cdot g \cdot c$。单位是国际单位制(SI)导出单位 W，对应的 SI 基本单位为 kg$\cdot$m^2/s^3。也就是说，假设照射超声波的总功率用 W_B 表示，那么可求出

$$W_B = \frac{\Delta m \cdot g \cdot c}{1 + R^2} \tag{8.13}$$

其中，分母中 R 是指反射板的声压反射系数。另外，在如图 8.7 所示的顶角为 90°的圆锥形受压板的情况下，实际上相当于 R=0。

　　天平法在构造上来说相对比较简单，在测量平面波时能够得到稳定的测量结果。但是，在测量凹面共振器等聚焦波束时，反射体细微的位置偏差都会引起测量值的变动。此外，在测量功率较大的超声波时，超声波传递路径上会出现气泡的空蚀(cavitation)现象，这种现象会引起受压板上的辐射压力发生变化，从而无法准确测量声功率，存在测量极限。

8.3.2　水听器法

　　水听器法适用于测量相对比较微弱的超声波功率。具体方法是，通过使用被称为水听器的受声元件，以电压的方式对声压进行测量。根据使用目的的不同，市场上有好几种不同的水听器产品，常用的是由顶端直径不足 1mm 的受声部分构成的针状设备，称为针型水听器。下面介绍使用水听器测量凹面共振器声功率的步骤。

　　首先将水听器设置在凹面共振器的焦点附近，观测水听器产生的电压波形 $v(t)$。图 8.8 显示的是用示波器观测到的水听器输出的电压波形。这里显示的是超声波振子仅发射 1 个超声波脉冲时的情况，观测时刻 t_3 到 t_4 的波形。计算该波形电压平方的累计值，用以下公式计算单位面积上 1 个脉冲的声能 PII (μJ/cm^2)。

$$PII = \frac{1}{K_f^2} \int_{t_3}^{t_4} v^2(t) dt \tag{8.14}$$

其中，$1/K_f^2$ 是水听器的强度响应系数，具有频率特性，单位是 W/(cm$^2 \cdot$V^2)。其数值是由水听器制造商以天平法获得的数值为基础，作为校正数据提供给各水听器的。

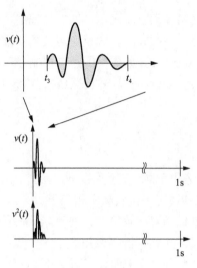

图 8.8　水听器的输出波形

1. 空间峰值时间平均强度 I_{SPTA}

测量的功率参数有很多种，首先是最为重要的声功率参数，即空间峰值时间平均强度(intensity of special peak time average) I_{SPTA}(mW/cm^2)。在测量过程中，需要在超声波束内搜索声压最大的位置(空间位置)，并在该位置实施测量，尤其是在医学应用中，考虑对生物体的影响，需要找到峰值声压的位置。

首先，在波束内移动水听器，查找输出信号振幅最大的位置。在振幅最大的位置，利用式(8.14)，求 1 个脉冲的声能 PII。然后，很多装置如图 8.9 所示，在1s内不停地重复发送脉冲，所以通过对其施加脉冲的重复频率 PRF，求出 1s 的能量，即功率(W)值，用 I_{SPTA} 表示为

$$I_{\mathrm{SPTA}} = \mathrm{PII} \times \mathrm{PRF} \tag{8.15}$$

但需要注意的是，它是单位面积(这里的单位是 cm^2)的声功率密度。

2. 波束内的总功率 W_H

接下来，求波束内的总功率 W_H(W)。如图 8.10 所示的超声波束，求单位时间穿过面积 S(cm^2)的波束的声能，即波束内的总功率，计算步骤如下。

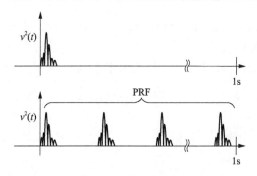

图 8.9　重复脉冲的形态

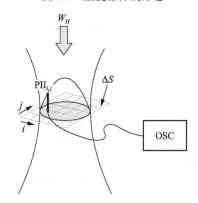

图 8.10　超声波束截面上的 PII 分布

(1) 将超声波束的截面分割成测量网格。假设 1 个网格的面积为 $\Delta S(\mathrm{cm}^2)$。

(2) 对于各网格的声能, 将网格点的坐标表示为 (i, j), 根据网格点处水听器的电压波形求脉冲强度积分值 $\mathrm{PII}_{i,j}$。

(3) 将所有网格点测量的 $\mathrm{PII}_{i,j}$ 累加, 并乘以网格的总面积, 即

$$W_H = \mathrm{PRF} \times (m \cdot n \cdot \Delta S) \times \sum_{i=1}^{m} \sum_{j=1}^{n} \mathrm{PII}_{i,j} \ (\mathrm{W}) \qquad (8.16)$$

由于式 (8.16) 与 1s 内产生的焦耳热 (J) 相同, 单位也用 W 表示。

3. 利用 I_{SPTA} 计算总功率的方法

在前述方法中, 为了求波束内的总功率 W_H, 需要对图 8.10 所示的扫描面实施 $m \times n$ 次的测量, 比较费时间。如果是圆形共振器, 且当常数 D 比较大时, 可以根据焦点附近的 I_{SPTA} 近似估算出凹面共振器的总功率。在使用

诸如高强度聚集超声(high intensity focused ultrasound，HIFU)共振器时，特别适用于声波的峰值位置与凹面共振器的机械焦点几乎一致的情况。在这样的共振器中，I_{SPTA} 的测量位置与共振器的焦点位置一致，因此焦点处的波束包络线如 8.2 节所述，是包含贝塞尔函数 $\dfrac{J_1(x)}{x}$ 的函数。另外，其平方函数 $\left(\dfrac{J_1(x)}{x}\right)^2$ 的总体积为 π，如 8.2 节所述。在此利用底面积为 S、高为 0.25 的圆柱(图 8.11(a))进行分析。也就是说，该圆柱与函数 $\left(\dfrac{J_1(x)}{x}\right)^2$ (其中$-3.83\leqslant x\leqslant 3.83$)的尺寸正好一致。该圆柱的体积 E_C 是 $0.25S$。

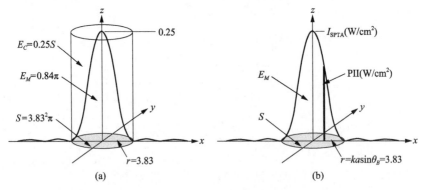

图 8.11　I_{SPTA} 与波束内声能的比例

另外，根据 8.2 节可知，函数 $\left(\dfrac{J_1(x)}{x}\right)^2$ (其中$-3.83\leqslant x\leqslant 3.83$)的体积 E_M 约为 0.84π，其与 E_C 的比值是

$$\frac{E_M}{E_C} = \frac{0.84\pi}{0.25S} = \frac{0.84\pi}{0.25\times 3.83^2\pi} \approx 0.23 \tag{8.17}$$

当峰值声功率密度为 I_{SPTA} 时，在求 E_M(图 8.11(b))之前，有必要先求出具体的底面积 S。底面的半径 r 在 x 轴上的长为 3.83，$r=ka\sin\theta_B=3.83$(参照 8.2 节)，因此可得到

$$\sin\theta_B = \frac{3.83}{ka} \tag{8.18}$$

假设凹面共振器的曲率半径为 A，根据图 8.12，该底面半径 r 的实际尺

寸是

$$r = A \tan \theta_B \approx A \sin \theta_B = \frac{3.83}{ka} A \qquad (8.19)$$

因此，实际的底面积是

$$S = \pi \left(\frac{3.83}{ka} A \right)^2$$

圆柱的体积是

$$E_C = \pi \left(\frac{3.83}{ka} A \right)^2 I_{\mathrm{SPTA}}$$

根据式(8.17)可得

$$E_M = 0.23 E_C = 0.23 \pi \left(\frac{3.83}{ka} A \right)^2 I_{\mathrm{SPTA}}$$

因此有

$$E_M = 3.37 \pi \left(\frac{A}{ka} \right)^2 I_{\mathrm{SPTA}} \qquad (8.20)$$

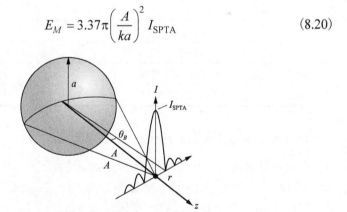

图 8.12 凹面共振器焦点附近的声强

因此，根据 I_{SPTA} 的测量值，可以估算出主波束的声功率 E_M。由此能够大致计算出共振器放射的总声功率

$$E_A = \frac{E_M}{0.84} = \frac{3.37 \pi}{0.84} \left(\frac{A}{ka} \right)^2 I_{\mathrm{SPTA}} \qquad (8.21)$$

例如，以表 8.1 为例，估算出共振器的声功率。在该例中，使用的是超声诊断装置中的常用值，而表 8.2 是以使用超声波对组织进行治疗的高强度聚集超声装置(HIFU 装置)的声功率为例，可知诊断装置的声功率间差异非常大。

表 8.1　超声诊断装置的声功率估算

	参数	符号	数值	单位
条件	频率	f	3.5	MHz
	共振器半径	a	1	cm
	焦点距离	A	7.5	cm
	波数	k	144	rad/cm
测量值	空间峰值时间平均强度	I_{SPTA}	500	mW/cm^2
估算值	共振器的声功率	E_A	17.1	mW

表 8.2　HIFU 装置的声功率估算

	参数	符号	数值	单位
条件	频率	f	1	MHz
	共振器半径	a	6	cm
	焦点距离	A	12	cm
	波数	k	41.07	rad/cm
测量值	空间峰值时间平均强度	I_{SPTA}	4000	mW/cm^2
估算值	共振器的声功率	E_A	120	W

4. 根据水听器测量的声压值推测 I_{SPTA} 的方法

水听器输出的是电压值，很多水听器制造商使用了电压值与声压值的变换表。因此，在这里介绍使用水听器测量的声压值推测出 I_{SPTA} 的方法。如 8.2 节所述，该 I_{SPTA} 值是超声波束内声压最大位置处的值，为了获取该数值，用水听器在波束内进行扫描，查找峰值位置，推测该位置的声压值。在进行推测时，可以假设声波是离散波，且其振幅非常小，也就是说，可以将其假设成无限小的振幅，以忽略测量中声波传递的非线性。假设与水听器连接的示波器观测到的波形如图 8.13 所示，纵轴为 1mV/格，那么该信号的电压振幅为 3mV，这是零电平到峰值的电压，因此可以标记为 V_{0-p}=3mV，以与波形的峰值到峰值的电压 V_{p-p}=6mV 进行区别。在实际进行测量时，以 V_{p-p} 记录测量值的情况比较多，需要注意这是信号振幅的 2 倍。从横轴刻度可以看出，脉冲长度为 2μs，频率为 2MHz。

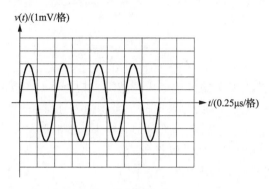

图 8.13　水听器的电压波形

假设这里使用的水听器的电压-声压转换系数为 0.1MPa/mV，那么图 8.14 波形中声压振幅 $P_{\text{0-p}}$=0.3MPa，峰峰值 $P_{\text{p-p}}$=0.6MPa。该声压波形是图 8.14(a) 所示的实线波形。该波形在时间 T 的范围内，可以表示为

$$P(t) = P_{\text{0-p}} \sin(2\pi f t) \tag{8.22}$$

那么其平方函数就是

$$P^2(t) = P_{\text{0-p}}^2 \sin^2(2\pi f t) \tag{8.23}$$

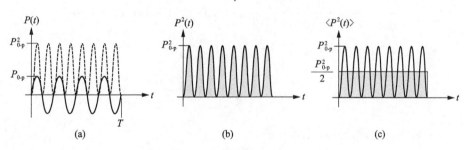

图 8.14　声压的平方平均

由于利用 $P_{\text{p-p}}$ 值进行测量的情况比较多，进行换算时，可以表示为 $P_{\text{0-p}}=P_{\text{p-p}}/2$，因此式(8.23)可以表示成

$$P^2(t) = \frac{P_{\text{p-p}}^2}{4} \sin(2\pi f t) = \frac{P_{\text{p-p}}^2}{8}[1 - \cos(4\pi f t)] \tag{8.24}$$

假设 $P^2(t)$ 的时间平均用 $\langle P^2(t)\rangle$ 表示，那么式(8.24)括号内第二项是一个周期函数，时间平均为零。因此，声强 I_E 可以表示为

$$I_E = \frac{1}{\rho c}\langle P^2(t)\rangle = \frac{P_{\text{p-p}}^2}{8\rho c} \tag{8.25}$$

确定水听器在波束上的声压最大位置后，根据式(8.25)的结果可以求出 I_{SPTA}。但是，这是假设式(8.25)在时间 T 范围内是连续超声波的情况。

在离散波的情况下，超声波照射时间与未照射时间的比即占空比(Duty，$0<\text{Duty}<1$)，需要用占空比乘以式(8.25)。

(1)连续波(CW)的情况：

$$I_{\text{SPTA}} = \frac{P_{\text{p-p}}^2}{8\rho c} \tag{8.26}$$

(2)离散波的情况：

$$I_{\text{SPTA}} = \frac{P_{\text{p-p}}^2}{8\rho c}\text{Duty} \tag{8.27}$$

在图 8.14 的例子中，$V_{\text{p-p}}$=6mV，声速 c=1530m/s，密度 ρ=1000kg/m^3。假设 Duty=0.1，那么可以按照这样的方式计算：

$$I_{\text{SPTA}} = \frac{P_{\text{p-p}}^2}{8\rho c}\text{Duty} = \frac{(0.6\times10^6)^2}{8\times1000\times1530}\times0.1 \approx 3\times10^3\ (\text{W}/\text{m}^2) = 0.3\ (\text{W}/\text{cm}^2)$$

由于这里的单位比较复杂，只做概括性介绍。

$$I_{\text{SPTA}} = \frac{P_{\text{p-p}}^2}{8\rho c}\text{Duty}$$

用量纲表示该公式，可以得到

$$\left[\frac{\text{Pa}^2}{(\text{kg}/\text{m}^3)(\text{m}/\text{s})}\right] = \left[\frac{(\text{N}/\text{m}^2)^2}{(\text{kg}/\text{m}^3)(\text{m}/\text{s})}\right] = \left[\frac{\text{N}^2/\text{m}^4}{\text{kg}/(\text{m}^2\cdot\text{s})}\right]$$

$$= \left[\frac{\text{N}^2\cdot\text{s}}{\text{kg}\cdot\text{m}^2}\right] = \left[\frac{\text{N}(\text{kg}\cdot\text{m}/\text{s}^2)\text{s}}{\text{kg}\cdot\text{m}^2}\right] = \left[\frac{\text{N}\cdot\text{m}}{\text{m}^2\cdot\text{s}}\right] = \left[\frac{\text{N}\cdot\text{m}/\text{s}}{\text{m}^2}\right]$$

$$= \left[(\text{N}\cdot\text{m}/\text{s})/\text{m}^2\right] = \left[(\text{J}/\text{s})/\text{m}^2\right] = \left[\text{W}/\text{m}^2\right]$$

8.4 安全观念与指标

由于超声诊断装置是将超声波直接照射人体，希望使用尽可能最少的超声波能量获得人体的信息。但是，由于较少的声能所获取的回声信号会被噪声掩盖，若过于控制超声波照射的功率，可能得不到正确的图像而造成误诊，那就本末倒置了。因此，作为超声诊断装置用户的医生，需要正确掌握患者的状态，以尽可能少的超声波照射量获得必要的信息，即可合理达到的最低量原则(as low as reasonably achievable principle，ALARA 原则)。并且为了合理利用该原则，根据前述国际标准 IEC 60601-2-37 及日本工业标准 JIS T 0601-2-37《超声诊断装置安全性个别标准》等，规定超声诊断装置在使用过程中，必须在装置画面上实时显示声功率指标。该指标就是接下来要说明的 MI 值及 TI 值，虽然它们的内容完全不同，但相当于汽车安全驾驶的速度表及转速表等设备，同样重要。

1. MI(mechanical index)

超声波在生物体内传播的过程中，若产生空蚀，会对生物体造成不好的影响。这样的空蚀是由超声波的声压，尤其是负压诱发的，频率越低，空蚀阈值越低(容易产生空蚀)。因此，可以确定如式(8.28)所示的指标：

$$MI = \frac{P_{r.3}}{\sqrt{f}} \tag{8.28}$$

其中，$P_{r.3}$ 为生物体内传递衰减率为 0.3dB/(MHz·cm) 时观测点的负压，MPa；f 为超声波频率，MHz。这表明 MI 值越高，引发空蚀的危险性越大。

2. TI(thermal index)

TI 值是与超声波能量被生物体组织吸收后温度上升相关的指标，可以用式(8.29)计算：

$$TI = \frac{W_3}{W_{deg}} \tag{8.29}$$

其中，W_3 为超声波传递衰减率为 0.3dB/(MHz·cm) 时生物体组织内的超声波功率，W；W_{deg} 为使该生物体组织温度升高 1℃时所需的超声波功率，W。根据组织不同，可以分为下述三种温度指数。

(1) TIS：软组织的温度指数。

(2) TIB：骨骼的温度指数。

(3) TIC：头骨的温度指数。

8.5　安　全　标　准

超声诊断装置的安全标准经日本国内外学会和研究机构的调查，由日本工业学会制定（IEC 及 JIS），并针对超声诊断装置的新功能及伴随着性能的提升，不断更新标准。这些信息由学会等机构公布，在此介绍日本超声医学会网站上公开的部分内容。

2001 年制定了有关超声诊断装置安全性的国际标准 IEC 60601-2-37 Ed.1（第 1 版），2001 年制定了 Amd.1（补充），2005 年制定了 IEC 60601-2-37 Ed.1 & Amd.1 & Amd.2。同年，日本翻译了这些标准，并制定了 JIS 60601-2-37。2007 年制定了 IEC 60601-2-37 Ed.2（第 2 版）。各标准的详细内容在此不再赘述，有关最大声功率的内容，修订的日本《药事法》第三方认证制度（2005）中规定了"最大声功率密度不应超过上限 $I_{SPTA.\alpha}$=720mW/cm^2，MI=1.9"。IEC 60601-2-37 Ed.2 中，有关声功率的上限规定如下：

(1) 设备制造商根据风险管理按照不同用途规定上限来控制声功率（ISO 14971）。

(2) 在使用说明书中明确不同用途的声功率上限值。

(3) 保管风险管理的证据。

近年来，随着设备的多功能化及性能的提升，超声波功率出现了增大的趋势，所以要求作为用户的医生在安全性方面应参考 TI 值及 MI 值，遵循 ALARA 原则，尽可能以较低的声功率使用设备。

8.6　超声波的广泛应用

各种各样的利用超声波声能的产品已经在市场上销售。例如，日常生活中眼镜的超声清洗器，以及原理相同的大型工业用超声清洗器。此外，还有通过超声波振子的振动，将水转变成细小粒子直接散入空气中的超声波加湿器，以及利用超声振动代替热能，实现塑料连接部位熔接的熔接机等。在医学领域的应用方面，利用大开口的超声波凹面共振器将超声波聚焦在一点上，该点的超声波强度增大,这在第6章已经进行了说明。应用该原理发明的HIFU技术,已经被应用于治疗中。

照射入生物体内的超声波对生物体组织能够产生热作用及机械作用。前者是指超声波照射产生的振动通过生物体组织的黏性等,实现超声振动的动能转换为热能,从而使生物体组织升温。如图 8.15 所示,利用该原理,不需要实施开腔手术等,而是通过体外超声波照射对体内癌变组织进行灼烧的微创治疗。而后者是超声振动在水中等产生气泡,诱发空蚀作用。

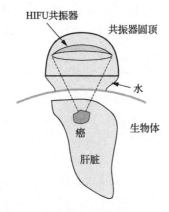

图 8.15　高强度聚集超声的微创治疗

读者对超声波会引起体内沸腾的话题或许会感到吃惊。稍微偏离医疗的话题,被大海围绕的日本自古以来都是一个海运国家,造船技术先进。其中一个课题就是螺旋桨的设计。若要船能够高速前进,就需要为船提供推进力的螺旋桨以尽可能高的转速旋转,此时螺旋桨的周围会产生气泡,即便是金属材质,螺旋桨也会很快变得破旧。这种产生气泡的现象被称为空蚀。尽管是一触即破的气泡,也会给金属带来侵蚀力,因此造船技术中,如何减少这种麻烦的空蚀现象,就成为一个重要的技术课题。但最近,这种空蚀现象却被反向利用到各种各样的领域。前面提到的超声清洗器等,就是利用空蚀现象去除污垢的一种应用。

重新回到医疗的话题。利用这种空蚀现象,对肾结石、胆结石、膀胱结石等实施破碎,治疗疾病。前述癌症治疗法中,介绍了利用超声波的热作用灼烧癌变细胞的方法,最近的研究表明,在合理的条件下,通过并用抗癌药及其他药剂与超声波,得到了比单独使用药剂更好的抗癌效果。这方面的详细原理还处于研究阶段,空蚀产生的气泡在破碎瞬间虽然只需要纳秒的时间,但气泡内部却能产生数万摄氏度的高温，且气压能达到 1000 个大气压以上。这似乎与在高温、高压的热点上发生的化学反应有关，例如，水分子会发生如下分解[2]：

$$H_2O \rightleftharpoons \cdot H + \cdot OH$$

其中，·H 是氢自由基；·OH 为羟基自由基。由于二者均具有不成对电子，反应能力都非常高，可与氮、氧反应，生成 NO、HNO_2、H_2O_2 等各种反应物。另外，对于生物体来说，这还是引起细胞损伤的原因[2]。

　　为了积极利用这种小的气泡破裂时产生的巨大能量，人们开始研究将事先制成的小气泡(这里称为微气泡或简称为气泡)自体外注入血液等中，在到达目标位置后破裂的方法。这种微气泡是气体外侧覆盖有壳(shell)、直径为几微米的小粒子。向这些小粒子照射超声波后，气泡会随着频率的变化，体积膨胀到数十倍的程度，之后收缩，并不断反复。根据该现象，可以将气泡作为超声波的微小声源。应用该现象，将其进行静脉注射后使血流影像化，这就是超声波反差造影法，是临床检查方法之一。

　　此外，这种反差剂不仅应用于临床诊断，还可以应用于治疗中，也就是被称为声孔效应(sonoporation)的技术。在具体的应用中，向血液中注射气泡(反差剂)，当气泡到达目标部位时，向局部照射比诊断用超声波声压稍高的超声波，使气泡破裂。图 8.16 是通过声孔效应向细胞内注入基因的情形。细胞的附近混合有微气泡及基因，然后向该细胞附近照射超声波。这样一来，气泡发生激烈振动，被破坏。此时，在距离细胞壁较远位置，气泡的破裂并

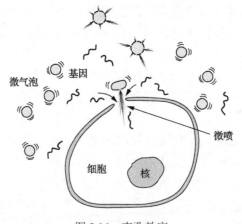

图 8.16　声孔效应

不具有方向性，而是以气泡为中心向四面八方放出气体而逐渐消失；与此相对，在细胞壁附近，细胞与气泡之间会受到超声波的干涉，导致向细胞壁方向产生微喷的强大喷气流，使气泡破裂。虽然声孔效应在非常短的时间内完成，但微喷却使得细胞壁打开一个孔，从而使药剂及基因通过该孔注入细胞内。应用该技术实施的癌症治疗及基因治疗的研究正在不断进步。

练 习 题

问题 8.1　阐述声强的定义，由声压及粒子速度写出声强公式，并说明其单位。

问题 8.2　利用水听器，在衰减介质中测量圆形凹面共振器焦点处连续发射声波时的电压。满足下述条件时，求焦点处的声强 I_{SPTA}，并求共振器放射的总声功率。其中，声场的第 1 连接区域内的能量约占总能量的 84%，还要考虑声波传递介质中的衰减。

水听器输出的峰峰电压为 V_{p-p}=1.5V。

水听器的电压-声压转换系数为 2.0MPa/V。

共振器半径为 1.0cm。

共振器的焦距为 4.0cm。

超声波频率为 1.0MHz。

介质的声速为 1500m/s。

介质的密度为 1000kg/m^3。

介质的衰减率为 0.1dB/(cm·MHz)。

引 用 文 献

[1] Alan Jeffrey（著），柳谷晃（監訳）：数学公式ハンドブック，共立出版（2011）

[2] 吉川，河野，野原（共著）：活性酸素・フリーラジカルのすべて，丸善出版（2011）

参 考 文 献

[1] 「超音波用語事典」編集委員会・超音波工業会（共編）：超音波用語事典，工業調査会（2005）

[2] 崔，榎本，原田，興津（編著）：音響バブルとソノケミストリー，音響サイエンスシリーズ 7，コロナ社（2012）

[3] 内藤みわ:「診断用超音波の安全な使用法」, 臨床検査, Vol. 45, No. 11, pp. 1195-1200 (2001)

[4] 日本超音波医学会, 電子情報技術産業協会: 超音波診断装置の安全性に関する資料 http://www.jsum.or.jp/committee/uesc/pdf/safty.pdf (2011)

[5] 松本洋一郎(編著): マイクロバブル最前線, 機械工学最前線 3, 共立出版 (2009)

练习题参考答案

第 2 章

问题 2.1 对 $x(t) = A\sin(\omega_0 t + \alpha) + B\sin(\omega_0 t + \beta)$ 进行展开：

$$x(t) = A\sin(\omega_0 t)\cos\alpha + A\cos(\omega_0 t)\sin\alpha + B\sin(\omega_0 t)\cos\beta + B\cos(\omega_0 t)\sin\beta$$
$$= (A\cos\alpha + B\cos\beta)\sin(\omega_0 t) + (A\sin\alpha + B\sin\beta)\cos(\omega_0 t)$$

设

$$x(t) = C\sin(\omega_0 t) + D\cos(\omega_0 t)$$

其中

$$C = A\cos\alpha + B\cos\beta, \quad D = A\sin\alpha + B\sin\beta$$

那么根据

$$C\sin(\omega_0 t) + D\cos(\omega_0 t) = \sqrt{C^2 + D^2}\cos(\omega_0 t - \theta)$$

可得到

$$C^2 + D^2 = (A\cos\alpha + B\cos\beta)^2 + (A\sin\alpha + B\sin\beta)^2$$
$$= A^2 + B^2 + 2AB\cos(\beta - \alpha)$$
$$\tan\theta = \frac{C}{D} = \frac{A\cos\alpha + B\cos\beta}{A\sin\alpha + B\sin\beta}$$

因此

$$x(t) = \sqrt{C^2 + D^2}\cos(\omega_0 t - \theta)$$
$$= \sqrt{A^2 + B^2 + 2AB\cos(\beta - \alpha)}\cos(\omega_0 t - \theta)$$

$$\theta = \arctan\left(\frac{A\cos\alpha + B\cos\beta}{A\sin\alpha + B\sin\beta}\right)$$

用正弦函数表示，可以表示成

$$x(t) = \sqrt{A^2 + B^2 + 2AB\cos(\beta - \alpha)}\,\sin(\omega_0 t + \varphi)$$

$$\varphi = \arctan\left(\frac{A\sin\alpha + B\sin\beta}{A\cos\alpha + B\cos\beta}\right)$$

问题 2.2　取正弦波 $x(t) = A\sin(\omega_0 t)$ 的 N 个周期的波形，如图 2.20(b) 所示，可以表示成

$$x_N(t) = \begin{cases} A\sin(\omega_0 t), & 0 \leqslant t < NT_0 \\ 0, & t < 0, t \geqslant NT_0 \end{cases}$$

其中，$T_0 = \dfrac{2\pi}{\omega_0} = \dfrac{2\pi}{2\pi f_0} = \dfrac{1}{f_0}$。

$x_N(t)$ 的波形每隔时间 $T = MT_0$ $(N < M)$ 出现而形成的波形为 $y(t)$，也就是

$$y(t) = \sum_{m=-\infty}^{\infty} x_N(t - mT)$$

$y(t)$ 是图 2.20(c) 所示的周期波形，用傅里叶级数展开后，得到

$$\frac{a_0}{2} = \frac{1}{T}\int_0^T x_N(t)\mathrm{d}t = 0$$

$$a_n = \frac{2}{T}\int_0^T x_N(t)\cos(n\omega t)\mathrm{d}t = \frac{2}{T}\int_0^{NT_0} A\sin(\omega_0 t)\cos(n\omega t)\mathrm{d}t$$

$$= \frac{2A}{T}\frac{1}{1 - \left(\dfrac{n\omega}{\omega_0}\right)^2}\frac{1 - \cos(n\omega NT_0)}{\omega_0}$$

$$b_n = \frac{2}{T}\int_0^T x_N(t)\sin(n\omega t)\mathrm{d}t = \frac{2}{T}\int_0^{NT_0} A\sin(\omega_0 t)\sin(n\omega t)\mathrm{d}t$$

$$= \frac{2A}{T}\frac{1}{1 - \left(\dfrac{n\omega}{\omega_0}\right)^2}\frac{-\sin(n\omega NT_0)}{\omega_0}$$

另外，将 $\omega_0 = \dfrac{2\pi}{T_0}$、$\omega = \dfrac{2\pi}{T} = \dfrac{2\pi}{MT_0}$ 代入 a_n、b_n 并进行整理可得

$$a_n = \frac{2A}{T} \frac{1}{1-\left(\dfrac{n\omega}{\omega_0}\right)^2} \frac{1-\cos(n\omega NT_0)}{\omega_0} = \frac{2A}{\dfrac{2\pi}{\omega}\omega_0} \frac{1-\cos\left(n\dfrac{2\pi}{T}NT_0\right)}{1-\left(\dfrac{n\omega}{\omega_0}\right)^2}$$

$$b_n = \frac{2A}{T} \frac{1}{1-\left(\dfrac{n\omega}{\omega_0}\right)^2} \frac{-\sin(n\omega NT_0)}{\omega_0} = \frac{2A}{2\pi} \frac{1}{1-\left(\dfrac{n\omega}{\omega_0}\right)^2} \frac{-\sin\left(n\dfrac{2\pi}{T}NT_0\right)}{\dfrac{\omega_0}{\omega}}$$

根据 $\dfrac{\omega}{\omega_0} = \dfrac{2\pi}{MT_0}\dfrac{T_0}{2\pi} = \dfrac{1}{M}$，$\dfrac{T_0}{T} = \dfrac{T_0}{MT_0} = \dfrac{1}{M}$，上述公式中的 a_n、b_n 可以表示为式 (2.24)，即

$$a_n = \frac{A}{M\pi} \frac{1-\cos\left(2\pi n\dfrac{N}{M}\right)}{1-\left(\dfrac{n}{M}\right)^2} = \frac{A}{\pi} \frac{1-\cos\left(2\pi n\dfrac{N}{M}\right)}{M\left[1-\left(\dfrac{n}{M}\right)^2\right]}$$

$$b_n = \frac{A}{M\pi} \frac{-\sin\left(2\pi n\dfrac{N}{M}\right)}{1-\left(\dfrac{n}{M}\right)^2} = \frac{A}{\pi} \frac{-\sin\left(2\pi n\dfrac{N}{M}\right)}{M\left[1-\left(\dfrac{n}{M}\right)^2\right]}$$

问题 2.3

$$x_1(t) = \begin{cases} A, & 0 \leqslant t < \dfrac{T}{2} \\ -A, & \dfrac{T}{2} \leqslant t < T \end{cases}$$

(1)

$$\frac{a_0}{2} = 0, \quad a_n = 0$$

$$b_n = \frac{2A}{\pi} \frac{1-\cos(n\pi)}{n}, \quad b_n = \begin{cases} \dfrac{4A}{\pi}\dfrac{1}{n}, & n = 1,3,5,\cdots \\ 0, & n = 2,4,6,\cdots \end{cases}$$

$$x_1(t) = \frac{4A}{\pi}\left[\sin(\omega t) + \frac{1}{3}\sin(3\omega t) + \frac{1}{5}\sin(5\omega t) + \cdots\right]$$

该波形除了基频($f=1/T$)，还包含奇数次的谐波，n 次谐波的振幅是基频分量振幅的 $1/n$。基频 $f=1/T=500\text{Hz}$。

（2）

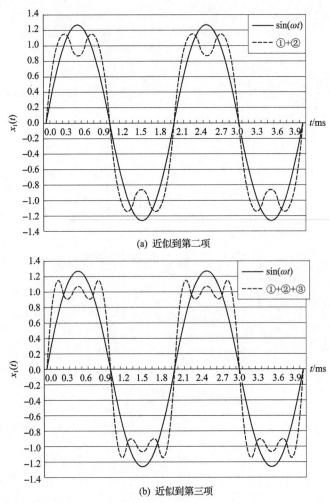

(a) 近似到第二项

(b) 近似到第三项

问题 2.4

（1）

$$\frac{\partial^2 \phi}{\partial x^2} = k^2\left[F_3''(\omega t - kx) + F_4''(\omega t + kx)\right]$$

$$\frac{\partial^2 \phi}{\partial t^2} = \omega^2 \left[F_3''(\omega t - kx) + F_4''(\omega t + kx) \right]$$

根据 $k = \omega/c$ 可得

$$\frac{\partial^2 \phi}{\partial x^2} = \frac{1}{c^2} \frac{\partial^2 \phi}{\partial t^2}$$

(2)

$$\frac{\partial^2 \phi}{\partial x^2} = -k^2 \left[A_1 \sin(\omega t - kx) + A_2 \sin(\omega t + kx) \right]$$

$$\frac{\partial^2 \phi}{\partial t^2} = -\omega^2 \left[A_1 \sin(\omega t - kx) + A_2 \sin(\omega t + kx) \right]$$

根据 $k = \omega/c$ 可得

$$\frac{1}{c^2} \frac{\partial^2 \phi}{\partial t^2} = -\left(\frac{\omega}{c}\right)^2 \left[A_1 \sin(\omega t - kx) + A_2 \sin(\omega t + kx) \right]$$

$$= -k^2 \left[A_1 \sin(\omega t - kx) + A_2 \sin(\omega t + kx) \right]$$

速度势公式可以满足方程 $\frac{\partial^2 \phi}{\partial x^2} = \frac{1}{c^2} \frac{\partial^2 \phi}{\partial t^2}$，所以可作为该方程的解。

(3) 根据 $\omega = 2\pi/T$、$k = 2\pi/\lambda$ 的关系，可得

$$\phi = A_1 \sin(\omega t - kx) + A_2 \sin(\omega t + kx)$$

$$= A_1 \sin\left[2\pi\left(\frac{t}{T} - \frac{x}{\lambda}\right) \right] + A_2 \sin\left[2\pi\left(\frac{t}{T} + \frac{x}{\lambda}\right) \right]$$

该公式也是满足方程的解。

问题 2.5

$$I = \frac{1}{T} \int_0^T \frac{p^2}{\rho c} \mathrm{d}t = \frac{1}{\rho c T} \int_0^T \left[P \cos(\omega t - kx + \theta) \right]^2 \mathrm{d}t$$

$$= \frac{P^2}{2\rho c T} \int_0^T \left[1 - \cos^2(\omega t - kx + \theta) \right] \mathrm{d}t = \frac{1}{\rho c} \left(\frac{P}{\sqrt{2}}\right)^2$$

问题 2.6

(1) 根据式 (2.119)、式 (2.122)、式 (2.123)、式 (2.124) 可得

$$\rho_1 A_i \omega + \rho_1 A_r \omega = \rho_2 A_t \omega, \quad A_i + A_r = \left(\frac{\rho_2}{\rho_1}\right) A_t \qquad ①$$

$$k_1 \left(A_i - A_r\right) = k_2 A_t, \quad A_i - A_r = \left(\frac{k_2}{k_1}\right) A_t \qquad ②$$

反射系数：

$$R = \frac{\delta p_r (x=0)}{\delta p_i (x=0)} = \frac{\rho_1 \omega A_r}{\rho_1 \omega A_i} = \frac{A_r}{A_i} \qquad ③$$

透射系数：

$$T = \frac{\delta p_t (x=0)}{\delta p_i (x=0)} = \frac{\rho_2 \omega A_t}{\rho_1 \omega A_i} = \frac{\rho_2 A_t}{\rho_1 A_i} \qquad ④$$

根据式①、②求 $\dfrac{A_r}{A_i}$、$\dfrac{A_t}{A_i}$，可得到

$$\frac{A_r}{A_i} = \frac{\dfrac{\rho_2}{\rho_1} - \dfrac{k_2}{k_1}}{\dfrac{\rho_2}{\rho_1} + \dfrac{k_2}{k_1}}, \quad \frac{A_t}{A_i} = \frac{2}{\dfrac{\rho_2}{\rho_1} + \dfrac{k_2}{k_1}}$$

利用 $\omega = c_1 k_1 = c_2 k_2$ 进行整理后得到

$$R = \frac{A_r}{A_i} = \frac{\rho_2 c_2 - \rho_1 c_1}{\rho_2 c_2 + \rho_1 c_1}, \quad T = \frac{\rho_2 A_t}{\rho_1 A_i} = \frac{2 \rho_2 c_2}{\rho_2 c_2 + \rho_1 c_1} = R + 1$$

(2) 粒子速度的反射系数可根据式 (2.143)、式 (2.144) 得到：

$$v_1 = -\frac{\partial \phi_1}{\partial x}$$

$$= k_1 \left[A_i \cos\left(\omega t - k_1 x + \theta_i\right) - A_r \cos\left(\omega t + k_1 x + \theta_r\right) \right] = v_i + v_r$$

$$v_2 = -\frac{\partial \phi_2}{\partial x} = k_2 A_t \cos\left(\omega t - k_2 x + \theta_t\right)$$

粒子速度的反射系数为

$$\frac{v_r(x=0)}{v_i(x=0)} = \frac{-k_1 A_r}{k_1 A_i} = -\frac{A_r}{A_i} = -R$$

其中，R 是声压反射系数。

粒子速度的透射系数根据式(2.143)、式(2.144)得到：

$$\frac{v_t(x=0)}{v_i(x=0)} = \frac{k_2 A_t}{k_1 A_i} = 1 - R$$

问题 2.7

(1) 根据

$$I_r = \frac{(\overline{p}_r)^2}{\rho_1 c_1} = \frac{(\rho_1 A_r \omega)^2}{2\rho_1 c_1} \ (\text{W/m}^2), \quad A_r = R A_i$$

得到反射声波的强度为

$$I_r = \frac{(\rho_1 A_r \omega)^2}{2\rho_1 c_1} = \frac{(\rho_1 R A_i \omega)^2}{2\rho_1 c_1} = |R|^2 \frac{(\rho_1 A_i \omega)^2}{2\rho_1 c_1} = |R|^2 I_i$$

(2) 根据

$$I_t = \frac{(\overline{p}_t)^2}{\rho_2 c_2} = \frac{(\rho_2 A_t \omega)^2}{2\rho_2 c_2}, \quad I_i = \frac{(\rho_1 A_i \omega)^2}{2\rho_1 c_1}, \quad A_t = \frac{2\rho_1 c_2}{\rho_2 c_2 + \rho_1 c_1} A_i$$

得到透射声波的强度为

$$I_t = \frac{(\rho_2 \omega)^2}{2\rho_2 c_2} A_t^2 = \frac{(\rho_2 \omega)^2}{2\rho_2 c_2} \left(\frac{2\rho_1 c_2}{\rho_2 c_2 + \rho_1 c_1} \right)^2 A_i^2 = \frac{4\rho_2 c_2 \rho_1 c_1}{(\rho_2 c_2 + \rho_1 c_1)^2} I_i$$

当 $R = \dfrac{\rho_2 c_2 - \rho_1 c_1}{\rho_2 c_2 + \rho_1 c_1} > 0$ 时，有

$$1 - |R|^2 = 1 - \left(\frac{\rho_2 c_2 - \rho_1 c_1}{\rho_2 c_2 + \rho_1 c_1} \right)^2 = \frac{4\rho_2 c_2 \rho_1 c_1}{(\rho_2 c_2 + \rho_1 c_1)^2}$$

当 $R = \dfrac{\rho_2 c_2 - \rho_1 c_1}{\rho_2 c_2 + \rho_1 c_1} < 0$ 时，有

$$1 - | R |^2 = 1 - \left(\frac{\rho_1 c_1 - \rho_2 c_2}{\rho_2 c_2 + \rho_1 c_1} \right)^2 = \frac{4 \rho_2 c_2 \rho_1 c_1}{\left(\rho_2 c_2 + \rho_1 c_1 \right)^2}$$

因此

$$I_2 = I_t = \left(1 - | R |^2 \right) I_i \ \ (\mathrm{W / m}^2)$$

问题 2.8

(1) 平面振动板在中心轴 z 处的速度势为

$$
\begin{aligned}
\phi &= \int_S \mathrm{d}\phi = \int_{x=0}^a \int_{\varphi=0}^{2\pi} \frac{V_0 x \mathrm{d}x \mathrm{d}\varphi}{2\pi \sqrt{x^2 + z^2}} \sin\left(\omega t - k\sqrt{x^2 + z^2} \right) \\
&= V_0 \int_{x=0}^a \frac{x}{\sqrt{x^2 + z^2}} \sin\left(\omega t - k\sqrt{x^2 + z^2} \right) \mathrm{d}x \\
&= V_0 \frac{1}{-k} \cdot \left[-\cos\left(\omega t - k\sqrt{x^2 + z^2} \right) \right]\Big|_{x=0}^a \\
&= \frac{V_0}{k} \left[\cos\left(\omega t - k\sqrt{a^2 + z^2} \right) - \cos(\omega t - kz) \right]
\end{aligned}
$$

(2) 声压为

$$p = \rho \frac{\partial \phi}{\partial t} = -\frac{\rho \omega V_0}{k} \left[\sin\left(\omega t - k\sqrt{a^2 + z^2} \right) - \sin(\omega t - kz) \right]$$

声压 p 可以先由 $\mathrm{d}\phi$ 求出 $\mathrm{d}p$，再根据公式 $p = \int_S \mathrm{d}p$ 求出。

(3) 当 $z \gg a$ 时，在公式 $p = -\dfrac{\rho \omega V_0}{k} \left[\sin\left(\omega t - k\sqrt{a^2 + z^2} \right) - \sin(\omega t - kz) \right]$ 中，由于

$$k\sqrt{a^2 + z^2} = kz\sqrt{1 + (a / z)^2} \approx kz \left[1 + \frac{1}{2} \left(\frac{a}{z} \right)^2 \right] = kz + \frac{ka^2}{2z}$$

可得到

$$\sin\left(\omega t - kz - \frac{ka^2}{2z}\right) = \sin(\omega t - kz)\cos\left(\frac{ka^2}{2z}\right) - \cos(\omega t - kz)\sin\left(\frac{ka^2}{2z}\right)$$

当 $z \gg a$ 时，$\cos\left(\dfrac{ka^2}{2z}\right) \approx 1$，$\sin\left(\dfrac{ka^2}{2z}\right) \approx \dfrac{ka^2}{2z}$。因此

$$\sin\left(\omega t - kz - \frac{ka^2}{2z}\right) \approx \sin(\omega t - kz) - \frac{ka^2}{2z}\cos(\omega t - kz)$$

所以

$$\sin\left(\omega t - k\sqrt{a^2 + z^2}\right) - \sin(\omega t - kz) = -\frac{ka^2}{2z}\cos(\omega t - kz)$$

满足 $z \gg a$ 的中心轴上位置 z 处的声压为

$$p = -\frac{\rho\omega V_0}{k}\cdot\left[-\frac{ka^2}{2z}\cos(\omega t - kz)\right] = \frac{\rho\omega a^2 V_0}{2z}\cos(\omega t - kz)$$

第 3 章

问题 3.1　图 3.5(a) 中，假设 D_2、F_2 之间 $\overline{D_2 F_2}$ 的线段长度为 L。那么

$$\sin\theta_i = \frac{L_1}{L},\quad \sin\theta_t = \frac{L_2}{L},\quad \frac{\sin\theta_i}{\sin\theta_t} = \frac{c_1}{c_2}$$

因此有

$$\frac{L_1}{L_2} = \frac{c_1}{c_2}$$

根据波面的传递时间，当然可得到

$$\frac{L_1}{c_1} = \frac{L_2}{c_2}$$

问题 3.2

$$p^2(t) = P_1^2 \sin^2(\omega t + \theta_1) + 2P_1 \sin(\omega t + \theta_1) P_2 \sin(2\omega t + \theta_2) + P_2^2 \sin^2(2\omega t + \theta_2)$$

右侧第二项是

$$2P_1 \sin(\omega t + \theta_1) P_2 \sin(2\omega t + \theta_2)$$
$$= -P_1 P_2 \left[\cos(3\omega t + \theta_1 + \theta_2) - \cos(\omega t + \theta_2 - \theta_1) \right]$$

第一项及第三项分别是

$$P_1^2 \sin^2(\omega t + \theta_1) = \frac{1}{2} P_1^2 \left[1 - \cos(2\omega t + 2\theta_1) \right]$$

$$P_2^2 \sin^2(2\omega t + \theta_2) = \frac{1}{2} P_2^2 \left[1 - \cos(4\omega t + 2\theta_2) \right]$$

由于正弦波 1 个周期内的积分为 0，可得

$$\frac{1}{T} \int_0^T p^2 \mathrm{d}t = \frac{P_1^2}{2} + \frac{P_2^2}{2}$$

所以

$$\sqrt{\frac{1}{T} \int_0^T p^2 \mathrm{d}t} = \sqrt{\frac{P_1^2 + P_2^2}{2}}$$

问题 3.3

$$N = \ln\left(\frac{p_1}{p_2}\right) = \frac{\lg\left(\dfrac{p_1}{p_2}\right)}{\lg \mathrm{e}} = \frac{20\lg\left(\dfrac{p_1}{p_2}\right)}{20\lg \mathrm{e}} = \frac{20\lg\left(\dfrac{p_1}{p_2}\right)}{8.686}$$

另一种推导

$$20\lg\left(\frac{p_1}{p_2}\right) = 20\frac{\ln\left(\dfrac{p_1}{p_2}\right)}{\ln 10} = 20 \cdot \frac{N}{2.3026} = 8.686N$$

问题 3.4 自深度 x 处反射回的声波衰减为 $0.5 \times 8 \times 2x = 8x$ (dB)。

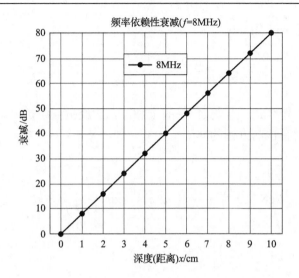

第 4 章

问题 4.1

(1)

$$\frac{\partial^2 y}{\partial x^2} = -\left(\frac{2\pi}{\lambda}\right)^2 A\sin\left[2\pi\left(\frac{t}{T} - \frac{x}{\lambda}\right)\right], \quad \frac{\partial^2 y}{\partial t^2} = -\left(\frac{2\pi}{T}\right)^2 A\sin\left[2\pi\left(\frac{t}{T} - \frac{x}{\lambda}\right)\right]$$

$$\frac{1}{c^2}\frac{\partial^2 y}{\partial t^2} = -\frac{1}{c^2}\left(\frac{2\pi}{T}\right)^2 A\sin\left[2\pi\left(\frac{t}{T} - \frac{x}{\lambda}\right)\right] = -\left(\frac{2\pi}{\lambda}\right)^2 A\sin\left[2\pi\left(\frac{t}{T} - \frac{x}{\lambda}\right)\right] = \frac{\partial^2 y}{\partial x^2}$$

因此 y 是满足振动方程的解。

(2) 假设 $y_2 = y_{21} + y_{22}$，首先证明 $y_{22} = -A\sin\left[2\pi\left(\frac{t}{T} + \frac{x}{\lambda}\right)\right]$ 是振动方程的解。

$$\frac{\partial^2 y_{22}}{\partial x^2} = \left(\frac{2\pi}{\lambda}\right)^2 A\sin\left[2\pi\left(\frac{t}{T} + \frac{x}{\lambda}\right)\right]$$

$$\frac{\partial^2 y_{22}}{\partial t^2} = \left(\frac{2\pi}{T}\right)^2 A\sin\left[2\pi\left(\frac{t}{T} + \frac{x}{\lambda}\right)\right]$$

$$\frac{1}{c^2}\frac{\partial^2 y_{22}}{\partial t^2} = \frac{1}{c^2}\left(\frac{2\pi}{T}\right)^2 A\sin\left[2\pi\left(\frac{t}{T} + \frac{x}{\lambda}\right)\right] = \left(\frac{2\pi}{\lambda}\right)^2 A\sin\left[2\pi\left(\frac{t}{T} + \frac{x}{\lambda}\right)\right]$$

y_{22} 满足振动方程：

$$\frac{\partial^2 y_{22}}{\partial x^2} = \frac{1}{c^2}\frac{\partial^2 y_{22}}{\partial t^2}$$

因此，y_{22} 是方程的解。y_{21} 与 (1) 中的 y 相同，已经被证明是振动方程的解，因此 $y_2=y_{21}+y_{22}$ 是振动方程的解。

(3) 假设

$$y_4 = B\cos\left[2\pi\left(\frac{t}{T}-\frac{x}{\lambda}\right)\right] - B\cos\left[2\pi\left(\frac{t}{T}+\frac{x}{\lambda}\right)\right] = y_{41} + y_{42}$$

对于 $y_{41} = B\cos\left[2\pi\left(\dfrac{t}{T}-\dfrac{x}{\lambda}\right)\right]$，有

$$\frac{\partial^2 y_{41}}{\partial x^2} = -\left(\frac{2\pi}{\lambda}\right)^2 B\cos\left[2\pi\left(\frac{t}{T}-\frac{x}{\lambda}\right)\right],\quad \frac{\partial^2 y_{41}}{\partial t^2} = -\left(\frac{2\pi}{T}\right)^2 B\cos\left[2\pi\left(\frac{t}{T}-\frac{x}{\lambda}\right)\right]$$

根据

$$\frac{1}{c^2}\frac{\partial^2 y_{41}}{\partial t^2} = -\frac{1}{c^2}\left(\frac{2\pi}{T}\right)^2 B\cos\left[2\pi\left(\frac{t}{T}-\frac{x}{\lambda}\right)\right] = -\left(\frac{2\pi}{\lambda}\right)^2 B\cos\left[2\pi\left(\frac{t}{T}-\frac{x}{\lambda}\right)\right]$$

得到 $\dfrac{\partial^2 y_{41}}{\partial x^2} = \dfrac{1}{c^2}\dfrac{\partial^2 y_{41}}{\partial t^2}$ 成立。

同样，对于 $y_{42} = -B\cos\left[2\pi\left(\dfrac{t}{T}+\dfrac{x}{\lambda}\right)\right]$，$\dfrac{\partial^2 y_{42}}{\partial x^2} = \dfrac{1}{c^2}\dfrac{\partial^2 y_{42}}{\partial t^2}$ 也成立。

因此，由于

$$\frac{\partial^2\left(y_{41}+y_{42}\right)}{\partial x^2} = \frac{1}{c^2}\frac{\partial^2\left(y_{41}+y_{42}\right)}{\partial t^2}$$

即 $\dfrac{\partial^2 y_4}{\partial x^2} = \dfrac{1}{c^2}\dfrac{\partial^2 y_4}{\partial t^2}$，$y_4$ 是振动方程的解。

问题 4.2 如图 4.8(b) 所示，当电极的间距收缩 Δx 时，电容量会增加为

$$C + \Delta C = \frac{\varepsilon S}{d - \Delta x} = \frac{\varepsilon S}{d\left(1 - \dfrac{\Delta x}{d}\right)} \approx \frac{\varepsilon S}{d}\left(1 + \frac{\Delta x}{d}\right)$$

所以

$$\Delta C = \frac{\varepsilon S}{d}\frac{\Delta x}{d}$$

与此相反，当间距扩大 Δx 时电容的减少量与上述增加量相等，因此电容的变化量与伸缩的距离成正比。

问题 4.3 假设电容的电荷量不变，进行分析。

电极的间距扩大 Δx 时，电容量减少，因此有

$$C - \Delta C = \frac{\varepsilon S}{d + \Delta x} = \frac{\varepsilon S}{d\left(1 + \dfrac{\Delta x}{d}\right)} \approx \frac{\varepsilon S}{d}\left(1 - \frac{\Delta x}{d}\right)$$

所以

$$\Delta C = \frac{\varepsilon S}{d}\frac{\Delta x}{d}$$

电容的变化量与扩大的距离成正比。相反，若电极的间距收缩 Δx，电容的增加量 $\Delta C = \dfrac{\varepsilon S}{d}\dfrac{\Delta x}{d}$。因此，当电极的间距变化 Δx 时，电容的变化量与 Δx 成正比。

电容量减少时，其电压增大。因此有

$$Q_0 = CE = (C - \Delta C)(E + \Delta V) = CE + C\Delta V - E\Delta C - \Delta C\Delta V$$

即

$$C\Delta V - E\Delta C - \Delta C\Delta V = 0$$

成立。由于 $\Delta C\Delta V \approx 0$，进一步近似得到

$$\Delta V = \frac{\Delta C}{C}E$$

电容量减少 ΔC，电容的电压增加 ΔV。回路中 $V_C + V_R = E$，$V_C = E + \Delta V =$

$E + \dfrac{\Delta C}{C} E$ ，电阻电压为

$$V_R = -\dfrac{\Delta C}{C} E$$

问题 4.4　在 r 方向上传递的正弦平面声波的方程一般表示为

$$p(r,t) = P\sin(\omega t - kr + \theta) = P\sin\left[\omega\left(t - \dfrac{r}{c}\right) + \theta\right]$$

将位置 A 设为 $r=0$，则 A 处麦克风收到的声波为正弦波：

$$p(r=0,t) = P\sin(\omega t + \theta)$$

声波同时到达 A 与 B 处，因此 A 与 B 处的声波信号相同。设位置 C 为 $r=p\sin\theta_s$，则 C 处麦克风收到的声压为

$$p\left(r=p\sin\theta_s,t\right) = P\sin\left(\omega t - kp\sin\theta_s + \theta\right) = P\sin\left(\omega t - \dfrac{2\pi}{\lambda}p\sin\theta_s + \theta\right)$$

若 $p\sin\theta_s = m\lambda\,(m=1,\,2,\cdots)$，可得

$$p\left(r=p\sin\theta_s,t\right) = P\sin\left(\omega t - kp\sin\theta_s + \theta\right) = P\sin(\omega t - 2m\pi + \theta)$$

因此

$$p\left(r=p\sin\theta_s = m\lambda,t\right) = P\sin(\omega t - 2m\pi + \theta)$$
$$= P\sin(\omega t + \theta) = p(r=0,t)$$

由于 $p\sin\theta_s = m\lambda\,(m=1,\,2,\cdots)$，$A$ 与 C 处麦克风收到的声压（波形）在时间上是相等的。

问题 4.5　声波从 B 处到达 C 处（图 4.15）所需要的时间为 $\dfrac{p\sin\theta}{c}$。因此，如果将声波在该波长距离（长度）上传播的时间延迟到 A 处的麦克风，就可以同时获得声波信号。因此，设延迟时间为 T，可以表示成 $T = \dfrac{p\sin\theta}{c}$。

第 5 章

问题 5.1　假设介质的密度为 ρ，弹性模量为 K，那么声速 c 为

$$c = \sqrt{\frac{K}{\rho}}$$

用该公式计算出的声速值汇总于下表。

介质	声速/(m/s)
空气(气体)	340
水(液体)	1500
铁(固体)	5300

根据该表可知，除了特殊的物质，气体、液体、固体中的声速逐渐增大。

问题 5.2　3MHz 超声波传递 10cm 时的振幅衰减

$$0.3 \times 3 \times 10 = 9 \,(\text{dB})$$

假设衰减比率为 R，且衰减开始时的振幅为零，那么衰减后的振幅为–9dB。用公式表达即

$$20 \lg R = -9$$

因此

$$R = 10^{-9/20} = 0.3548$$

用百分比表示，就是约 35%。

同样，在 5MHz 的情况下，有

$$0.3 \times 5 \times 10 = 15 \,(\text{dB})$$

因此

$$R = 10^{-15/20} = 0.1778$$

用百分比表示，就是约 18%。

问题 5.3　水的声阻抗 $z_1 = 1.5 \times 10^6 \text{kg}/(\text{m}^2 \cdot \text{s})$，空气的声阻抗 $z_2 = 428 \text{kg}/(\text{m}^2 \cdot \text{s})$（其中，条件为 1℃，1 个标准大气压）。

$$\text{能量反射系数} = \left(\frac{z_2 - z_1}{z_2 + z_1}\right)^2 = \left(\frac{428 - 1.5 \times 10^6}{428 + 1.5 \times 10^6}\right)^2 \approx 1$$

因此，能量约反射了 100%，空气中几乎没有发生超声波能量的传递。

第 6 章

问题 6.1 点声源表面单位时间辐射的声能用 E 表示，自该声源扩散至半径为 r 的球面的声能总和与点声源的声能总和，具有相同的恒定值。此时，球面上任一点的单位面积的声能是声能 E 除以球的表面积 $4\pi r^2$ 得到的，即 $E/(4\pi r^2)$。另外，由于声压的平方与声能成正比，有 $p^2 \propto E$，因此有

$$p^2 \propto \frac{E}{4\pi r^2}$$

取两边的平方根，比例关系仍旧成立，因此假设 $\sqrt{\dfrac{E}{4\pi}} = \alpha$，能够得到

$$p \propto \frac{\alpha}{r}$$

声压 p 与距离 r 成反比。

问题 6.2 栅瓣的角度 θ_S 可以用式 (6.79) 计算得出。根据题意，共振器的元件间距 p_e 为一定值，观测到的栅瓣也是固定的，所以 m 也是常数，但由于频率不同，波长 λ 也不同。对式 (6.79) 进行变形，可推导出

$$\lambda = \frac{m}{p_e} \sin \theta_S$$

考虑 2 个不同波长 λ_1 及 λ_2 的情况，根据题意，$\lambda_1 \neq \lambda_2$，因此根据

$$\lambda_1 = \frac{m}{p_e} \sin \theta_{S1}, \quad \lambda_2 = \frac{m}{p_e} \sin \theta_{S2}$$

可得到

$$\frac{m}{p_e} \sin \theta_{S1} \neq \frac{m}{p_e} \sin \theta_{S2}$$

其中，$\dfrac{m}{p_e}$ 为常数。

所以有 $\theta_{S1} \neq \theta_{S2}$，由此可得，当波长即超声波频率不同时产生的栅瓣角度也不同。

问题 6.3 定积分的运算中，利用下述公式的变形。

$$\int_{-a}^{a} e^{jkx\cos\alpha} dx = \left[\frac{e^{jkx\cos\alpha}}{jkx\cos\alpha} \right]_{-a}^{a} = \frac{e^{jka\cos\alpha}}{jka\cos\alpha} - \frac{e^{-jka\cos\alpha}}{jka\cos\alpha}$$

$$= \frac{e^{jka\cos\alpha} - e^{-jka\cos\alpha}}{jka\cos\alpha} = \frac{\sin(ka\cos\alpha)}{ka\cos\alpha}$$

第 7 章

问题 7.1 空气作为声波传输介质，其特性如式(7.2)及图7.1所示，声波的密度变化$(\Delta\rho/\rho)$与声压 p 呈非线性关系。尤其是参数化扬声器的原理受式(7.2)平方项的影响很大。将可听频率以外的超声波通过声音频带信号进行振幅调制，并将得到的信号进行传输时，空气中的声压 p 可以表示成式(7.5)。该声压信号通过空气的平方项进行变换后，如式(7.6)所示，可分离成声音频带信号及可听频率范围外的信号，该声音频带信号我们是能够听到的。

问题 7.2 当频率为f_S的声源以速度v_S移动时，假设此时的波长为λ_S'，与静止时的波长 λ_S 相比，短 $\Delta\lambda_S$。如式(7.10)所示，可得 $\lambda_S'=\lambda_S-\Delta\lambda_S$。其中，$\Delta\lambda_S=v_S/f_S$。用频率表示即

$$\frac{c}{f_S'} = \frac{c}{f_S} - \frac{v_S}{f_S}$$

对该公式进行变形后得到

$$f_S' = \frac{c}{c-v_S} f_S \tag{a}$$

也就是

$$\lambda_S' = \frac{c}{f_S'} = \frac{c-v_S}{f_S} \tag{b}$$

另外，假设频率为f_S'的声波以 v_R 移动时，观测到的声波频率为f，那么有

$$f = f_S' + \frac{v_R}{\lambda_S'}$$

将式(a)及式(b)代入后，得到

$$f = \frac{c + v_R}{c - v_S} f_S$$

问题 7.3　式(7.15)为 $f_d = \dfrac{2v_B}{c - v_B} f_S$。对公式进行变形，将 v_B 移至左边，可得到

$$v_B = \frac{c}{2f_S + f_d} f_d$$

用该公式右边的分子及分母同时除以 f_S，可得到

$$v_B = \frac{\dfrac{c}{f_S}}{2 + \dfrac{f_d}{f_S}} f_d$$

实际的超声多普勒检测中，由于 $f_S \gg f_d$，有 $2 > 1 \gg \dfrac{f_d}{f_S}$，所以

$$v_B = \frac{\dfrac{c}{f_S}}{2 + \dfrac{f_d}{f_S}} f_d \approx \frac{\dfrac{c}{f_S}}{2} f_d = \frac{c}{2f_S} f_d$$

第 8 章

问题 8.1　声强是指在单位时间内通过与平面行波传递方向垂直的单位面积的声能。

假设声压为 p，粒子速度用 v 表示，那么声强 I_E 可以表示成

$$I_E = \frac{1}{T} \int_0^T p(t) u(t) \mathrm{d}t$$

其中，积分范围 T 远大于声波周期。

声强单位是 W/m^2 或 W/cm^2。

问题 8.2 由于水听器的峰峰电压为 1.5V，根据水听器的电压-声压转换系数，此时的声压为 $P_{p-p}=2.0\times 1.5=3MPa$。声强根据式 (8.26) 可得到

$$I_{SPTA} = \frac{(3\times 10^6)^2}{8\times 1000\times 1500} = 0.75\times 10^6\ (W/m^2) = 75\ (W/cm^2)$$

另外，来自共振器的总声功率 E_A 可以用式 (8.21) 推算。但是，该公式是传输介质无衰减情况下的公式。而上述 I_{SPTA} 值从共振器到焦点位置的传输过程中发生了 $0.1dB/(cm\cdot MHz)$ 的衰减，因此有必要求出未衰减时的 I'_{SPTA}。该衰减是将共振器到焦点的距离乘以超声波频率再乘以衰减率，即

$$4.0cm\times 1.0MHz\times 0.1dB/(cm\cdot MHz) = 0.4dB$$

根据声强等级计算公式，有

$$10\lg\frac{I_{SPTA}}{I'_{SPTA}} = -0.4dB$$

因此有

$$\frac{I_{SPTA}}{I'_{SPTA}} = 10^{-0.04} = \frac{1}{1.096}$$

根据式 (8.21)，共振器释放的总声功率 E_A 是

$$E_A = \frac{3.37\pi}{0.84}\left(\frac{A}{ka}\right)^2 1.096 I_{SPTA}$$

共振器的焦距为 $A=4\times 10^{-2}m$。

共振器半径为 $a=1\times 10^{-2}m$。

频率为 $f=1\times 10^6Hz$。

声速为 $c=1500m/s$。

波数为 $k = \dfrac{2\pi f}{c} = 4.19\times 10^3\ rad/m$。

将这些常数代入上述公式，可得

$$E_A = \frac{3.37\pi}{0.84}\left(\frac{A}{ka}\right)^2 1.096 I_{\text{SPTA}}$$

$$= \frac{3.37\pi}{0.84}\left(\frac{4\times 10^{-2}}{4.19\times 10^3 \times 1\times 10^{-2}}\right)^2 \times 1.096\times 0.75\times 10^6 = 9.44\,(\text{W})$$

附　录

附录 A　傅里叶级数

如果周期函数在其周期内的平均值是有限的，而且周期内只有有限个极大值、极小值和有限个不连续点，那么该周期函数可以用傅里叶级数展开。该条件称为狄利克雷条件，通常使用的普通信号可以认为满足该条件。

周期为 2π 的函数 $f(x)$ 定义在 $(-\pi, \pi)$ 范围，假如满足狄利克雷条件，那么 $f(x)$ 的傅里叶级数为

$$f(x) = \frac{1}{2}a_0 + \sum_{n=1}^{\infty}\left[a_n\cos(nx) + b_n\sin(nx)\right] \tag{A.1}$$

$$a_n = \frac{1}{\pi}\int_{-\pi}^{\pi} f(x)\cos(nx)\mathrm{d}x, \quad n=0, 1, 2,\cdots \tag{A.2}$$

$$b_n = \frac{1}{\pi}\int_{-\pi}^{\pi} f(x)\sin(nx)\mathrm{d}x, \quad n=0, 1, 2,\cdots \tag{A.3}$$

假如 $f(x)$ 的周期不是 2π，而是定义在 $(-l, l)$ 范围，那么对变量实施如下转换。设

$$x = \frac{\pi}{l}y \tag{A.4}$$

那么

$$f(x) = f\left(\frac{\pi}{l}y\right) = \frac{1}{2}a_0 + \sum_{n=1}^{\infty}\left[a_n\cos\left(\frac{n\pi}{l}y\right) + b_n\sin\left(\frac{n\pi}{l}y\right)\right] \tag{A.5}$$

$$a_n = \frac{1}{l}\int_{-l}^{l} f\left(\frac{\pi}{l}y\right)\cos\left(\frac{n\pi}{l}y\right)\mathrm{d}y \tag{A.6}$$

$$b_n = \frac{1}{l}\int_{-l}^{l} f\left(\frac{\pi}{l}y\right)\sin\left(\frac{n\pi}{l}y\right)\mathrm{d}y \tag{A.7}$$

在处理周期性的时间函数时，即对于 $f(t)=f(t+T)$ 的函数，傅里叶级数在方程（A.1）、（A.2）、（A.3）中设 $x=\omega t$，那么可以表示成如下公式。其中，时间函数可以表示成 $x(t)=f(\omega t)$。

此时，$x(t)=x(t+T)$，$x(t)$ 是周期函数

$$x(t) = \frac{1}{2}a_0 + \sum_{n=1}^{\infty}\left[a_n\cos(n\omega_0 t) + b_n\sin(n\omega_0 t)\right]$$

$$a_n = \frac{2}{T}\int_{-T/2}^{T/2} x(t)\cos(n\omega_0 t)\mathrm{d}t, \quad n=0,1,2,\cdots$$

$$b_n = \frac{2}{T}\int_{-T/2}^{T/2} x(t)\sin(n\omega_0 t)\mathrm{d}t, \quad n=1,2,3,\cdots$$

式中，$\omega_0 = 2\pi f_0$，$T = \dfrac{1}{f_0}$。

用复数表示该傅里叶级数，有

$$x(t) = \sum_{n=-\infty}^{\infty} X_n \mathrm{e}^{jn\omega_0 t}$$

$$X_n = \frac{1}{T}\int_{-T/2}^{T/2} x(t)\mathrm{e}^{-jn\omega_0 t}\mathrm{d}t$$

附录 B　　傅里叶积分

在处理没有周期的孤立波形及非周期波形时，这些波形可以近似为具有非常长的周期的波形。在数学上，如果函数是绝对可积的，那么将周期 T 设为无限大，用傅里叶级数展开即得到傅里叶积分。绝对可积函数 $x(t)$ 的傅里叶积分是

$$X(\omega) = \int_{-\infty}^{\infty} x(t)\mathrm{e}^{-j\omega t}\mathrm{d}t$$

式中，$X(\omega)$ 是频率的函数，表示 $x(t)$ 的频率（频谱）。傅里叶级数的频率成分是离散的，而傅里叶积分 $X(\omega)$ 对于角频率 ω 是连续的谱。根据 $X(\omega)$，$x(t)$ 可以通过以下公式求出：

$$x(t) = \frac{1}{2\pi}\int_{-\infty}^{\infty} X(\omega)\mathrm{e}^{j\omega t}\mathrm{d}\omega$$

附录C　大　气　压

向长度为 100cm、截面为 1cm^2 的玻璃管内注满水银，为了避免装满水银的器皿中进入空气，将玻璃管倒置，如附图 C.1 所示，水银在到达 76cm 的高度时停止（托里拆利实验）。水银之所以到达该位置后不再流出，是因为空气重力产生的压力与水银重力产生的压力达到了平衡（相等）（这就是帕斯卡定律）。尝试计算玻璃管前端的压力。1cm^2 截面（底面）上受到的力为 F，设水银的质量为 $m(\mathrm{kg})$，重力加速度为 $g(\mathrm{m/s^2})$，则 $F=mg(\mathrm{N})$。因此，在截面 $S(\mathrm{m^2})$ 上受到的压力 P 为

$$P = \frac{F}{S} \ (\mathrm{N/m^2})$$

水银的密度 $\rho=13.5951\times10^3\mathrm{kg/m^3}$，水银的体积为 $0.76\times10^{-4}\mathrm{m^3}$，因此有

$$m = 13.5951\times10^3 \times 0.76\times10^{-4} = 1.03323 \ (\mathrm{kg})$$
$$F = mg = 1.03323 \times 9.8066 = 10.1325 \ (\mathrm{N})$$
$$P = \frac{F}{S} = \frac{10.1325}{10^{-4}} = 1.01325\times10^5 \ (\mathrm{N/m^2})$$

该压力与玻璃管截面 $S(\mathrm{m^2})$ 的形状及大小无关，与大气产生的大气压（1 个大气压即 1atm）相等。

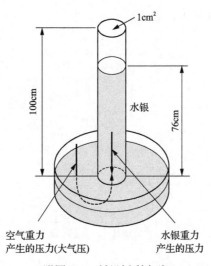

附图 C.1　托里拆利实验

附录 D　贝塞尔函数的性质

第一类 n 阶 $(n=0, 1, 2, \cdots)$ 贝塞尔函数 $\mathrm{J}_n(z)$ 可以用下述公式中的指数函数或三角函数的积分形式表示：

$$\mathrm{J}_n(z) = \frac{1}{2\pi} \int_{-\pi}^{\pi} \mathrm{e}^{\mathrm{j}(z\sin\theta - n\theta)} \mathrm{d}\theta \tag{D.1}$$

$$\mathrm{J}_n(z) = \frac{1}{2\pi} \int_{-\pi}^{\pi} \mathrm{e}^{-\mathrm{j}(z\sin\theta - n\theta)} \mathrm{d}\theta \tag{D.2}$$

$$\mathrm{J}_n(z) = \frac{1}{2\pi} \int_{-\pi}^{\pi} \mathrm{e}^{\mathrm{j}z\cos\theta + \mathrm{j}n(\theta - \pi/2)} \mathrm{d}\theta \tag{D.3}$$

$$\mathrm{J}_n(z) = \frac{1}{\pi} \int_{0}^{\pi} \cos(z\sin\theta - n\theta) \mathrm{d}\theta \tag{D.4}$$

另外，第一类贝塞尔函数可以用下述公式中的无穷级数表示：

$$\mathrm{J}_n(z) = \sum_{m=0}^{\infty} \frac{(-1)^m}{m!\,\Gamma(m+n+1)} \left(\frac{z}{2}\right)^{2m+n} \tag{D.5}$$

其中，$\Gamma(\cdot)$ 是伽马函数，有 $\Gamma(m+n+1) = (m+n)!$。当 $n=0$ 时，是第一类 0 阶贝塞尔函数，利用式 (D.3) 可以表示成

$$\mathrm{J}_0(z) = \frac{1}{2\pi} \int_{0}^{2\pi} \mathrm{e}^{\mathrm{j}z\cos\theta} \mathrm{d}\theta \tag{D.6}$$

或

$$\mathrm{J}_0(z) = \sum_{m=0}^{\infty} \frac{(-1)^m}{m!\,\Gamma(m+1)} \left(\frac{z}{2}\right)^{2m} \tag{D.7}$$

当 $n=1$ 时，是第一类 1 阶贝塞尔函数：

$$\mathrm{J}_1(z) = \sum_{m=0}^{\infty} \frac{(-1)^m}{m!\,\Gamma(m+2)} \left(\frac{z}{2}\right)^{2m+1} \tag{D.8}$$

接下来，证明式 (D.9) 成立：

$$J_1(z) = \frac{1}{z}\int_0^z J_0(z)z\mathrm{d}z \tag{D.9}$$

将式(D.7)代入式(D.9)等号右边，得到

$$\begin{aligned}
\frac{1}{z}\int_0^z J_0(z)z\mathrm{d}z &= \frac{1}{z}\int_0^z \sum_{m=0}^{\infty} \frac{(-1)^m}{m!\Gamma(m+1)}\left(\frac{z}{2}\right)^{2m} z\mathrm{d}z \\
&= \frac{1}{z}\sum_{m=0}^{\infty} \frac{(-1)^m}{m!\Gamma(m+1)}\left(\frac{z}{2}\right)^{2m}\int_0^z \frac{z^{2m+1}}{2^{2m}}\mathrm{d}z \\
&= \frac{1}{z}\sum_{m=0}^{\infty} \frac{(-1)^m}{m!\Gamma(m+1)}\frac{1}{2^{2m}}\left[\frac{1}{2m+1}z^{2m+2}\right]_0^z \\
&= \frac{1}{z}\sum_{m=0}^{\infty} \frac{(-1)^m}{m!\Gamma(m+1)}\frac{1}{2^{2m}}\frac{1}{2m+2}z^{2m+2} \\
&= \sum_{m=0}^{\infty} \frac{(-1)^m}{m!\Gamma(m+1)}\frac{1}{2^{2m}}\frac{1}{2m+2}z^{2m+1} \\
&= \sum_{m=0}^{\infty} \frac{(-1)^m}{m!\Gamma(m+1)}\frac{2}{2m+2}\frac{z^{2m+1}}{2^{2m+1}} \\
&= \sum_{m=0}^{\infty} \frac{(-1)^m}{m!\Gamma(m+1)}\frac{2}{2m+2}\left(\frac{z}{2}\right)^{2m+1} \\
&= \sum_{m=0}^{\infty} \frac{(-1)^m}{m!\Gamma(m+1)}\frac{1}{m+1}\left(\frac{z}{2}\right)^{2m+1} \\
&= \sum_{m=0}^{\infty} \frac{(-1)^m}{m!\Gamma(m+2)}\left(\frac{z}{2}\right)^{2m+1}
\end{aligned}$$

根据式(D.8)，这是第一类1阶贝塞尔函数$J_1(z)$。根据伽马函数的性质，利用$\Gamma(m+1)\cdot(m+1)=\Gamma(m+2)$，因此有

$$J_1(z) = \frac{1}{z}\int_0^z J_0(z)z\mathrm{d}z \tag{D.10}$$

附录 E　泰勒级数展开及其近似误差

本书很多地方使用了如$(1+\Delta x)^2 \approx 1+2\Delta x$等的近似公式。该近似公式是由

泰勒级数展开式推导出的，那么这个近似会产生多大的误差？

泰勒级数展开是由英国数学家泰勒（Brook Taylor）提出的，用式（E.1）表示。

对任意函数 $f(x)$，在 $x=a$ 附近，即 $x=a+\Delta x$（其中 $a \gg \Delta x$），函数可以如下展开：

$$f(x) = \sum_{k=0}^{\infty} \frac{1}{k!} \frac{\mathrm{d}^k f(x)}{\mathrm{d}x^k}\bigg|_{x=a} \cdot (x-a)^k \tag{E.1}$$

也就是

$$f(x) = f(a) + \frac{\mathrm{d}f(x)}{\mathrm{d}x}\bigg|_{x=a} \cdot (x-a) + \frac{1}{2!} \frac{\mathrm{d}^2 f(x)}{\mathrm{d}x^2}\bigg|_{x=a} \cdot (x-a)^2$$

$$+ \frac{1}{3!} \frac{\mathrm{d}^3 f(x)}{\mathrm{d}x^3}\bigg|_{x=a} \cdot (x-a)^3 + \cdots$$

在此将省略了展开式 2 阶及以上的导数项的公式定义为近似公式，即

$$\tilde{f}(x) = f(a) + \frac{\mathrm{d}f(x)}{\mathrm{d}x}\bigg|_{x=a} \cdot (x-a) \tag{E.2}$$

式（E.2）的含义可以用附图 E.1 来分析。$f(x)\big|_{x=a+\Delta x} = f(a+\Delta x)$ 的近似值可以表示成

$$\tilde{f}(a+\Delta x) = f(a) + \frac{\mathrm{d}f(x)}{\mathrm{d}x}\bigg|_{x=a} \cdot [(a+\Delta x) - a]$$

$$= f(a) + \frac{\mathrm{d}f(x)}{\mathrm{d}x}\bigg|_{x=a} \cdot \Delta x \tag{E.3}$$

附图 E.1 中的虚线是函数 $f(x)$ 在 $x=a$ 处的切线，其斜率是 $x=a$ 处的 1 阶导数值，即切线在该位置的倾斜度。

然后，将该近似值的误差 ε 定义为

$$\varepsilon = \frac{f(x) - \tilde{f}(x)}{f(x)}\bigg|_{x=a+\Delta x} \tag{E.4}$$

下面进行具体的泰勒级数展开，并计算其误差。

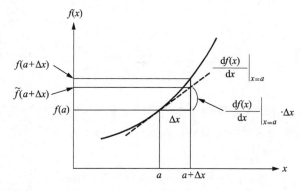

附图 E.1　$x=a$ 处函数 $f(x)$ 的切线

例 E.1　设函数 $f(x)=x^2$，在 $x=a=1$ 的近似值为

$$f(1+\Delta x) = (1+\Delta x)^2 \tag{E.5}$$

根据式（E.3），可以得到

$$\tilde{f}(1+\Delta x) = f(1) + \left.\frac{\mathrm{d}f(x)}{\mathrm{d}x}\right|_{x=1} \cdot \Delta x \tag{E.6}$$

由于

$$\left.\frac{\mathrm{d}f(x)}{\mathrm{d}x}\right|_{x=1} = 2x\big|_{x=1} = 2$$

代入式（E.6），得到

$$\tilde{f}(1+\Delta x) = 1 + 2 \cdot \Delta x \tag{E.7}$$

因此，根据式（E.7）及式（E.5），近似式可以表示成

$$(1+\Delta x)^2 \approx 1 + 2\Delta x \tag{E.8}$$

用式（E.4）的定义求该近似公式的误差：

$$\varepsilon = \left.\frac{f(x)-\tilde{f}(x)}{f(x)}\right|_{x=a+\Delta x} = \frac{f(a+\Delta x)-\tilde{f}(a+\Delta x)}{f(a+\Delta x)}$$

$$= \frac{(1+\Delta x)^2-(1+2\Delta x)}{(1+\Delta x)^2}$$

因此

$$\varepsilon = \frac{\Delta x^2}{\left(1 + \Delta x\right)^2} \tag{E.9}$$

　　式(E.9)的计算结果如附图 E.2 所示。如果 Δx 为 0.5，有约 10%的误差，如果 Δx 为 0.1，那么误差约为 0.8%，在实际应用中几乎没有问题，说明式(E.8)的近似公式是可以使用的。

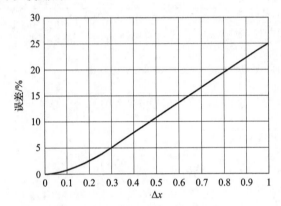

附图 E.2　式(E.9)的计算结果

　　例 E.2　设函数 $f(x) = \sqrt{x}$，在 $x=a=1$ 的近似值为

$$f\left(1 + \Delta x\right) = \sqrt{1 + \Delta x} \tag{E.10}$$

根据式(E.3)可得

$$\tilde{f}\left(1 + \Delta x\right) = f(1) + \left.\frac{\mathrm{d}f(x)}{\mathrm{d}x}\right|_{x=1} \cdot \Delta x \tag{E.11}$$

由于

$$\left.\frac{\mathrm{d}f(x)}{\mathrm{d}x}\right|_{x=1} = \left.\frac{1}{2\sqrt{x}}\right|_{x=1} = \frac{1}{2}$$

代入式(E.11)，得到

$$\tilde{f}\left(1 + \Delta x\right) = 1 + \frac{1}{2}\Delta x \tag{E.12}$$

因此，由式(E.12)及式(E.10)构成的近似公式是

$$\sqrt{1+\Delta x} \approx 1+\frac{1}{2}\Delta x \tag{E.13}$$

根据式(E.4)得到误差：

$$\varepsilon = \frac{f(a+\Delta x)-\tilde{f}(a+\Delta x)}{f(a+\Delta x)} = \frac{\sqrt{1+\Delta x}-\left(1+\frac{1}{2}\Delta x\right)}{\sqrt{1+\Delta x}} \tag{E.14}$$

式(E.14)的计算结果如附图 E.3 所示。

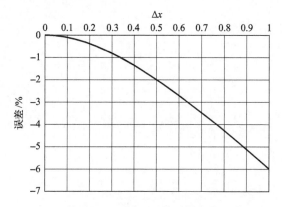

附图 E.3　式(E.14)的计算结果

$\Delta x=0.5$ 时的误差约为 2%，$\Delta x=0.1$ 时的误差约为 0.1%。

近似误差虽然依赖于函数，但是从以上两个例子来看，假如 Δx 取值在 0.1 左右，近似公式的精度是相当高的。